Wacker
Schüßler-Salze – Die fantastischen 12

Die Autorin

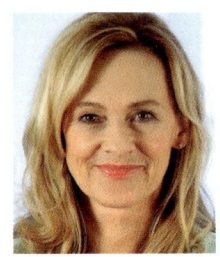 **Sabine Wacker** beschäftigt sich seit 1974 mit Schüßler-Salzen, Homöopathie, Pflanzenheilkunde und gesunder Ernährung. Immer auf der Suche nach dem Beruf, indem sie Menschen mit körperlichen und seelischen Beschwerden am besten helfen kann, absolvierte sie eine Ausbildung zur pharmazeutisch-technische Assistentin und studierte später Medizin bis zum ersten Staatsexamen. Seit 1994 arbeitet sie als Heilpraktikerin in eigener Praxis mit den Schwerpunkten Ernährungsberatung, Entgiftungstherapien und Schüßler-Salze. 1997 entwickelte sie Basenfasten – Die Wacker-Methode® (www.basenfasten.de). Neben ihrer Leidenschaft für Naturheilkunde und gesunde Ernährung liebt sie historische Rosen, Katzen und Tanzen, vor allem den schönsten aller Tänze – den Tango Argentino.

Sabine Wacker

Schüßler-Salze –
Die fantastischen 12

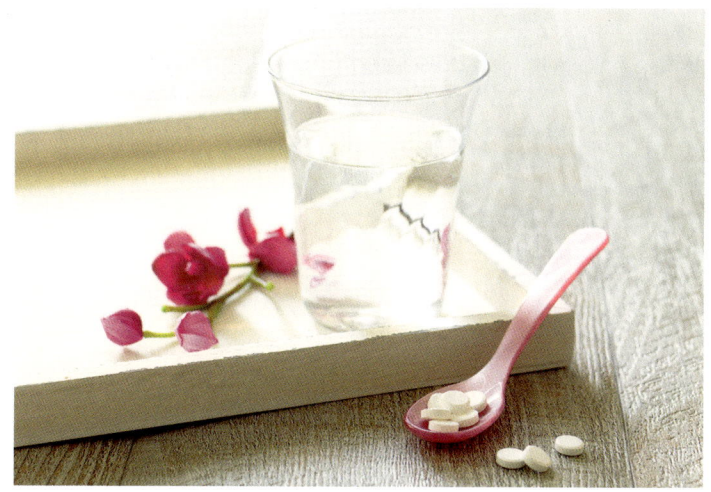

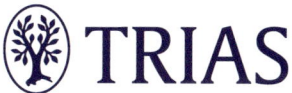

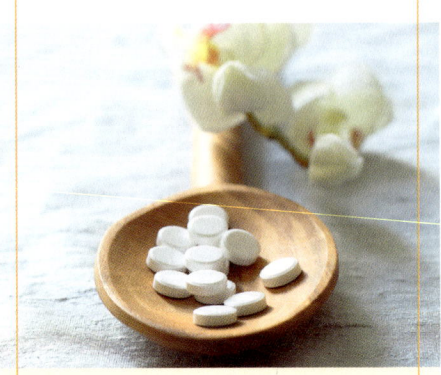

Die 12 Salze für ein aktives Leben

Die Mineralstoffe nach Dr. Schüßler unterstützen Ihren Körper und Seele, damit Sie gesund bleiben und sich ganz in Balance fühlen. Mit Hilfe der ausführlichen Steckbriefe lernen Sie die Salze und ihre Charakteristik vertieft kennen. Erst auf dieser Basis können Sie sie bei sich selbst und bei anderen sicher anwenden. Ob Erkältung oder Arthrose: Die verblüffenden positiven Effekte der Salze werden für Sie unverzichtbar werden.

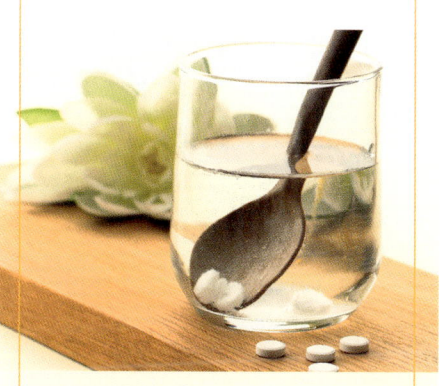

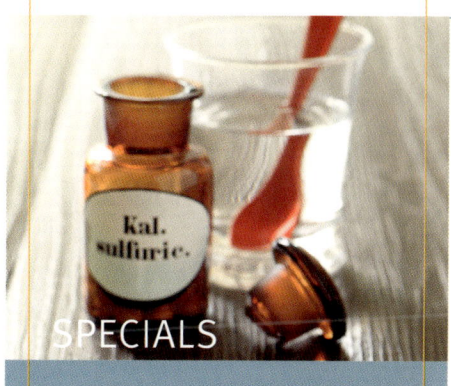

Drei Wege zum richtigen Salz:

Der schnelle Weg: in der Tabelle Krankheiten von A–Z nachschlagen (S. 132)

Der genaue Weg bei akuten Störungen: zusätzlich die Anlitzdiagnose (S. 120) hinzuziehen

Der genaue Weg bei chronischen Störungen: Finden Sie durch den Selbsttest (S. 129) Ihren Typ und Ihr persönliches Salz heraus.

SPECIALS

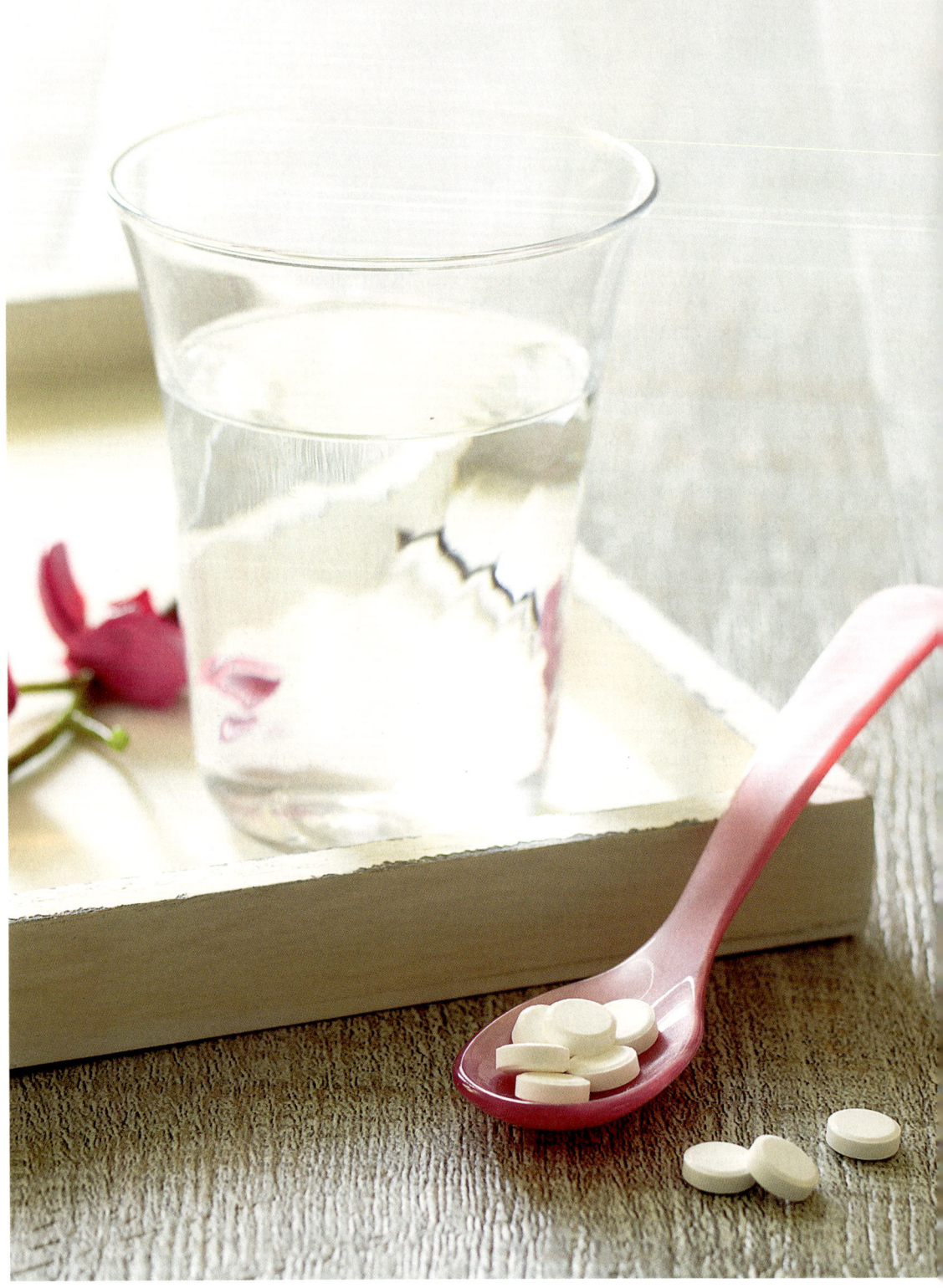

Vorwort

Als ich 1976 meine Ausbildung in einer Apotheke begann, begegneten mir Schüßler-Salze zum ersten Mal. Damals wusste ich noch nichts darüber. Aber ich ahnte bereits, was sich mir in den folgenden Jahrzehnten als Heilpraktikerin bestätigte: Ich hatte einen Schatz gefunden.

In der Apotheke damals fristeten die Schüßler-Salze ein bescheidenes Dasein in einem der hintersten Regale. Da es kaum Literatur, geschweige denn Seminare, zu diesem Thema gab, habe ich mir im Laufe der Jahre das Wenige, was ich an Literatur finden konnte, selbst angeeignet und durch eigene Erfahrungen, Beobachtung und den Erfahrungsaustausch mit Kollegen mir allmählich ein umfassendes Wissen dazu erarbeitet. Heute – einige Jahrzehnte später – können wir uns vor Literatur zum Thema Schüßler-Salze kaum noch retten. Und trotzdem ist es nicht einfacher geworden, denn wie soll man sich im Dschungel dieser so widersprüchlichen Literatur zurechtfinden? Mir ist es daher ein großes Anliegen, die Schüßler-Salze so übersichtlich und einfach wie möglich darzustellen, damit Sie, liebe Leserin, lieber Leser, schnell und sicher zum für Sie richtigen Salz bzw. zu den richtigen Salzen finden.

Mit der richtigen Vorgehensweise, wie Sie Ihnen in diesem Buch vermittelt wird, werden auch Sie im Laufe der Zeit zum Schüßler-Profi und können die 12 Salze erfolgreich einsetzen. Besonderen Schwerpunkt habe ich auf die weibliche Gesundheit gelegt. Daher finden Sie viele Anwendungen und Kuren speziell für Frauen.

Wichtig ist es sicher, sich in Beobachtung zu schulen, dann finden Sie in kürzester Zeit die richtigen Salze. Das ist die klassische Methode der Antlitzdiagnostik, die ich selbst immer etwas verwirrend fand. Deshalb habe ich sie vereinfacht und meine eigene „Typenlehre" entwickelt, die Ihnen den Umgang mit Schüßler-Salzen erleichtert. Wenn Sie wissen, welcher Typ Sie sind, dann wissen Sie, welches „Ihre" Salze sind – diese gehören dann in Ihre Hausapotheke und in die Reiseapotheke für unterwegs. Von Zeit zu Zeit eine Kur mit Ihren Salzen hilft Ihnen, gesund zu bleiben. Schließlich erleichtert Ihnen die Beschwerdetabelle am Ende des Buches, im Krankheitsfall schnell und sicher die richtigen Salze zu finden.

Nun freue ich mich, wenn dieses Buch Ihnen die „Schüßlerei" näher bringt und Ihnen ein guter Begleiter wird.

Sabine Wacker
Stuttgart, 24. Mai 2012

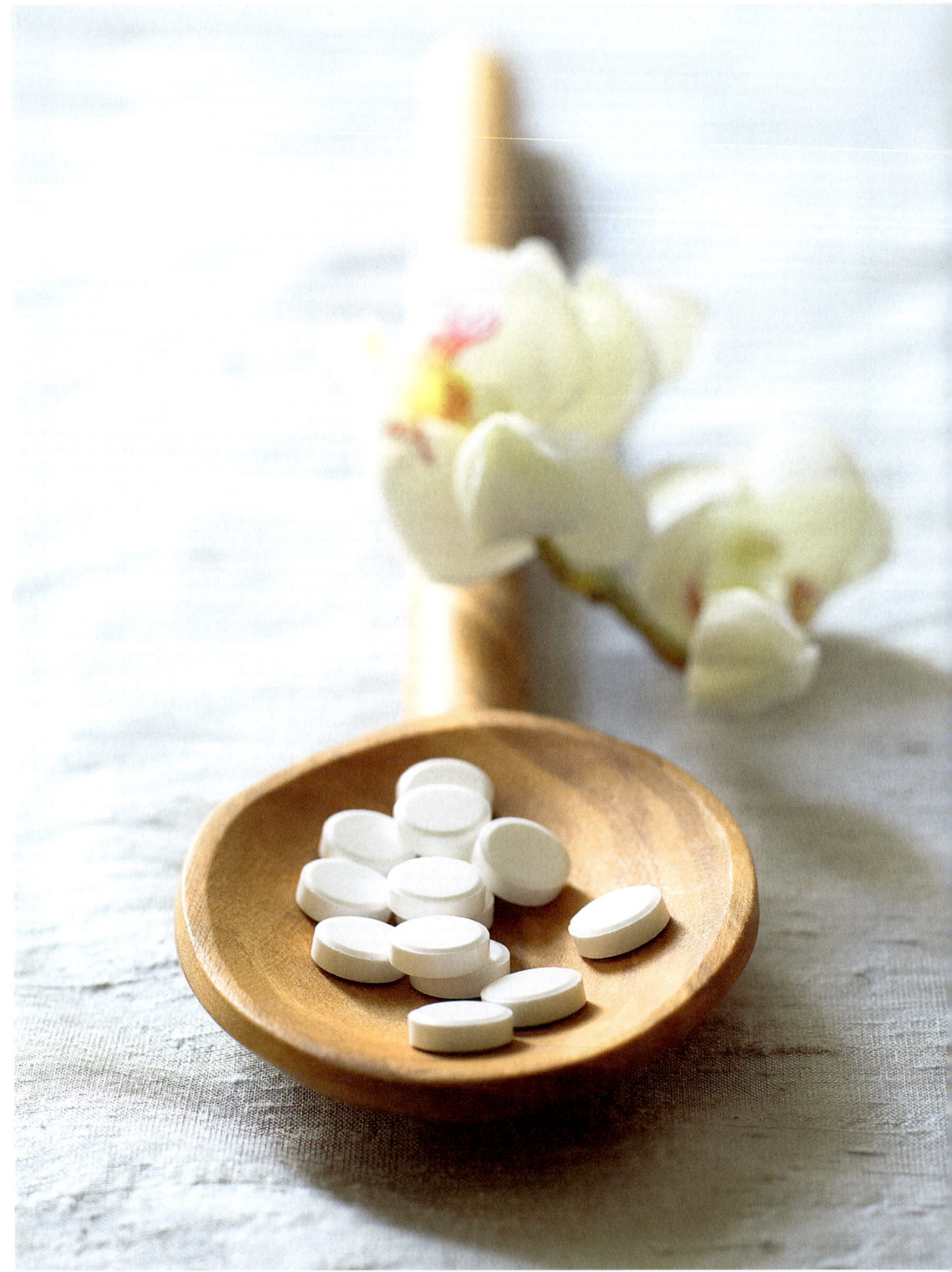

Schüßler-Salze
auf Erfolgskurs

Mehr als 135 Jahre ist sie alt – die Erfolgsgeschichte der Mineralstoffe nach Dr. Schüßler. Schüßler-Salze erfüllen alle Erwartungen, die man an ein modernes Therapieverfahren stellt: Die Therapie ist überschaubar, risikolos und wirkungsvoll.

Was sind Schüßler-Salze?

Schüßler-Salze sind körpereigene Mineralstoffe, die überall im Körper vorkommen und lebenswichtige Aufgaben erfüllen. Sie werden nach den Prinzipien der Homöopathie hergestellt.

Dr. Schüßlers weltberühmtes Therapieverfahren ist unter vielen Namen bekannt: Biochemie nach Dr. Schüßler, Mineralsalztherapie nach Dr. Schüßler, Schüßler-Salz-Therapie oder Therapie mit biochemischen Funktionsmitteln. Meine Freundin Hedel, 93 Jahre alt, nennt es die „Schüßlerei" und kuriert ihre kleinen Wehwehchen seit vielen Jahren erfolgreich.

Es gibt 12 Mineralsalze nach Dr. Schüßler, und jedes Mittel hat dabei bestimmte Einsatzgebiete, die sich aus dem Vorkommen des Salzes im Organismus ableiten. So wirken die Calciumsalze auf Knochen, Knorpel, Zähne und Gelenke und die Phosphorsalze gemäß des hohen Phosphorgehalts der Nervengewebe auf die Nerven. Nach Schüßlers Tod fanden einige Therapeuten 12 weitere Mineralsalze, die sie als „Ergänzungsmittel" bezeichneten: die Mittel Nr. 13 bis Nr. 24. Die Mittel werden als „Salze" bezeichnet und sind nur in Tablettenform im Handel.

Schüßler-Salze sind bei bestimmungsgemäßem Gebrauch völlig ungefährlich und frei von Nebenwirkungen. Das heißt nicht, dass sie eine ärztliche Diagnosestellung und eine daraus resultierende Therapie immer ersetzen. Bei anhaltenden, unklaren oder neu auftretenden Beschwerden sollten Sie daher sicherheitshalber einen Arzt Ihres Vertrauens aufsuchen.

Die Geschichte der Schüßler-Salze

Dr. Wilhelm Schüßler wurde am 21. August 1821 in Bad Zwischenahn geboren, bis zu seinem Tod 1898 lebte und arbeitete er als Arzt in Oldenburg. Er studierte Humanmedizin in Paris, Berlin und Gießen, erlernte die Homöopathie im Sinne Hahnemanns und arbeitete zunächst als Homöopath. Mit seinem ausgeprägten Forschergeist suchte Dr. Schüßler schon bald nach einem Therapieverfahren, das einfacher zu handhaben sein sollte als die Homöopathie. „Eine scharf begrenzte Therapie zu schaffen, ist seit langer Zeit mein Bestreben gewesen", so Dr. Schüßler. Bei seiner Suche nach einem solch abgekürzten Verfahren begegnete er den

WISSEN

Mineralsalze – lebenswichtig für die Gesundheit

Mineralsalze sind chemische Verbindungen, die in allen Geweben und Körperflüssigkeiten vorkommen und dort lebenswichtige Aufgaben erfüllen. Etwa 3,5 kg davon befinden sich im menschlichen Organismus. Sie sind wichtige Ausgangsstoffe für alle körperlichen Funktionen. Ob wir uns bewegen, ob wir denken oder ob wir gerade verdauen – wir verbrauchen dabei Mineralstoffe. Deshalb müssen wir sie täglich über die Nahrung zuführen. Von manchen, wie z. B. Kalium und Natrium, brauchen wir sehr viel, weshalb sie Mengenelemente genannt werden. Andere Mineralstoffe wie Eisen und Zink finden sich nur in sehr geringen Mengen in unserem Körper. Sie werden daher Spurenelemente genannt und sind in größeren Mengen sogar giftig. Für gesunde körperliche Funktionen ist es wichtig, dass die Mineralstoffe in der für den Körper optimalen Menge vorhanden sind: nicht zu viel und nicht zu wenig.

vielfältigen Forschungen seiner Zeit: Im 19. Jahrhundert zog die Technik langsam in die Medizin ein, wie beispielsweise das Mikroskopieren. Damit eröffnete sich den Forschern die Welt der Zellen, der Viren und der Bakterien.

So rückte die Zelle und ihre Versorgung mit Mineralstoffen in den Mittelpunkt des Interesses. Der holländische Physiologe Jakob Moleschott (1822–1893) erforschte die Bedeutung der anorganischen Mineralsalze für den Organismus. In seinem Werk „Kreislauf des Lebens" von 1852 schreibt er unter anderem: „Der Bau und die Lebensfähigkeit der Organe sind durch die notwendigen Mengen an anorganischen Bestandteilen bedingt." Von ihm stammt die Aussage: „Ohne Phosphor kein Gedanke." Ein anderer Forscher zu Schüßlers Zeit war Rudolf Virchow (1821–1902), der an der Berliner Charité als Professor tätig war. Rudolf Virchow begründe-

te 1858 die sog. Cellularpathologie. Seine Kernaussagen waren: „Die Zelle ist die kleinste Einheit menschlichen Lebens" und „Die gestörte Funktion der Zelle führt zur Krankheit". Damit legte Rudolf Virchow den Grundstein für die Denkweise der Medizin des 20. Jahrhunderts, indem er die Zelle und ihre Stoffwechselvorgänge ins Zentrum des Forschungsinteresses rückte. Wilhelm Schüßler sah wie Virchow in der „Erregbarkeit" der Zelle die Ursache von Gesundheit und Krankheit.

Verbesserung der Mineralsalzversorgung

Angeregt durch die Forschungen Virchows und Moleschotts suchte Wilhelm Schüßler nach einem Verfahren, das die Mineralsalzversorgung der Zellen verbessern kann. Um herauszufinden, welche Mineralstoffe in welchen Organen und Geweben vorhanden sind, untersuchte er die Asche von Verstorbenen. So fand er im Verlauf seiner Arbeiten heraus, dass es in erster Linie 12 chemische Verbindungen – Mineralsalze – sind, die im menschlichen Organismus die lebenswichtigen Funktionen erfüllen. Dass beispielsweise Calciumphosphat Hauptbestandteil der Knochen ist, dass sich Eisen in Form von Eisenphosphat in den Muskeln befindet und das Blut auf Eisen angewiesen ist, dass die Muskeln Magnesium brauchen und die Nervenzellen Phosphor – all das erscheint uns heute selbstverständlich. Im 19. Jahrhundert waren das völlig neue Erkenntnisse.

Schüßlers Pioniergeist zeigte sich aber darin, wie er diese Erkenntnisse in eine geeignete Therapieform brachte. Das bloße Wissen darüber, welches Mineral für welches Organ wichtig ist, führt noch nicht zur richtigen Therapie. So denken heute noch die meisten Menschen, leider auch viele Ärzte und Heilpraktiker: „Der Muskel braucht Magnesium – ich nehme eine Magnesiumtablette, dann ist er versorgt." Sie übersehen dabei einen ganz wichtigen Aspekt: Hochkonzentrierte Mineralsalze werden vom Körper zwar aufgenommen, gelangen so aber nicht oder nur unzureichend in die Zellen hinein. Auf diese Weise muss unverhältnismäßig viel zugeführt werden, damit die Versorgung der Zellen gesichert ist. Ein Beispiel dafür sind Eisenpräparate. Sie müssen lange eingenommen werden, bis sie zu wirken beginnen, und haben Nebenwirkungen wie Magenschmerzen und Verstopfung – nicht so, wenn man Eisen in Form von Eisenphosphat als Schüßler-Salz einnimmt.

Weniger ist mehr!

Wilhelm Schüßler ging davon aus, dass es einen pathogenen, also einen krank machenden Reiz gibt, der den Übertritt der Mineralsalze aus der Nahrung in die Zellen blockiert. Heute wissen wir, dass die Zellwände mit Membranen, Rezeptoren und „Pumpen" wie Protonen- und Kalium-Natrium-Pumpen ausgestattet sind, die nur für bestimmte Stoffe durchlässig sind und bei Krankheiten zu viele oder zu wenig Stoffe durchlassen. Im Falle einer Krankheit werden dann auch die mit der Nahrung aufgenommenen Mineralien nicht mehr durchgelassen und damit nicht aufgenommen. Dieses Wissen existierte zu Schüßlers Zeiten noch nicht.

Dr. Schüßlers Ziel war es nun, mit einem einfachen und überschaubaren Therapieverfahren die Mineralienverteilung im Körper wieder ins Lot zu bringen. Die 12 von ihm gefundenen Mineralsalze bildeten einen solchen überschaubaren Rahmen. Aber in welcher Form können sie in das Innere der Zelle gelangen? Die Zellforschung lieferte Erkenntnisse darüber, in welchen Konzentrationen die Mineralien in den Zellen und in den Zellflüssigkeiten vorliegen. Schüßler ging davon aus, dass es für die Zelle möglich ist, ein Mineral in einer Konzentration aufzunehmen, die der Konzentration in der Zelle entspricht. Er forderte daher eine feine Verteilung der Mineralstoffe, wie sie in homöopathischer Zubereitung zu finden ist, um die Mineralien für die Zelle verfügbar zu machen. Und seine Erfolge gaben und geben ihm bis heute Recht.

Wie wirken Schüßler-Salze?

Dr. Schüßler ging davon aus, dass Krankheiten dann entstehen, wenn der Mineralstoffhaushalt der Zellen gestört ist. Die Schüßler-Salze ersetzen daher keine fehlenden Mineralien, sondern zielen darauf ab, die Fehlverteilung der Mineralstoffe im Körper auszugleichen und so die Gesundheit wiederherzustellen.

Diese Betrachtungsweise führt immer wieder, auch unter Therapeuten, zu großen Missverständnissen, und viele Menschen gehen davon aus, dass bei Krankheiten den Zellen ein bestimmtes Mineral fehlt, das dann in entsprechender Menge gegeben werden muss. Das hat Dr. Schüßler nie so gesagt. Er sprach nur vom gestörten Mineralstoffhaushalt der Zellen. Je nach Art der Störung entstehen – laut Schüßler – bestimmte Symptome und Krankheiten.

Nicht der Mineralstoffmangel ist entscheidend für die gesundheitlichen Probleme, sondern die Störungen im Mineralienstoffwechsel, was zu einer Fehlverteilung der Mineralien führt.

So äußert sich die Fehlverteilung von Magnesium beispielsweise in Krämpfen, die in bestimmten Intervallen auftreten. Die Fehlverteilung von Natriumchlorid zeigt sich in einem gestörten Wasserhaushalt: Man neigt zu Wasseransammlungen oder zu Wasserverlust – hat beispielsweise Fließschnupfen oder trockene Schleimhäute. Allen 12 Schüßler-Salzen können typische Symptome zugeordnet werden, die ihrer jeweiligen Fehlverteilung entsprechen.

Kleinste Mengen für großen Erfolg

Das Besondere an Schüßlers Methode ist also, dass die körpereigenen Mineralsalze in kleinsten Mengen verabreicht werden. Durch die homöopathische Aufbereitung liegen die Salze fein verteilt und in einem chemischen Zustand vor, der es ihnen ermöglicht, die Zellmembran zu durchdringen und in das Innere der Zellen zu gelangen. So wird der Kontakt zwischen Zelle und umliegendem Gewebe, der laut Dr. Schüßler im Falle einer Krankheit durch einen pathogenen Reiz unterbrochen wurde, wiederhergestellt. So können auch die Mineralsalze aus der Nahrung (einer mineralreichen Nahrung wohlgemerkt) besser aufgenommen werden.

Potenzierung macht die Salze wirksam

Das Potenzieren der Schüßler-Salze geschieht in Zehnerschritten – man spricht von Dezimalpotenzen. Rein äußerlich erscheint es dem Betrachter, als handle es sich dabei um eine Verdünnung. Um eine D1 zu erreichen, wird 1 Teil des Ausgangsstoffs, beispielsweise Natriumchlorid, mit 9 Teilen Milchzucker eine bestimmte Zeit lang verrieben. Nimmt man von der D1-Verreibung wieder 1 Teil und verreibt ihn mit 9 Teilen Milchzucker, dann erhält man die D2 usw. Dieses Verfahren stammt aus der Homöopathie und hat sich in jahrzehntelanger Anwendung bewährt.

„Da ist ja kaum noch Substanz drin, das kann nicht wirken", so die Kritiker. Potenz bedeutet Kraft – wie jeder weiß. Hier geht es weniger um messbare Mengen als vielmehr um Impulse. Die Impulse bestimmen, ob die Vorgänge in unserem Stoffwechsel richtig ablaufen. Stimmen sie, dann können auch die aufgenommenen Nahrungsmittel und die Mineralien optimal verwertet werden. Dr. Schüßler hat richtig erkannt, dass durch das Potenzieren die Molekularbewegung angeregt wird, weil die von ihm verwendeten Potenzen etwa den Mineralsalzkonzentrationen in der Zelle entsprechen.

Dr. Schüßler dazu: „Der Gehalt einer Zelle an Mineralstoffen ist verschwindend klein. Durch Wägung, Messung und Berechnung hat der Physiologe C. Schmidt ermittelt, dass eine Blutzelle etwa den billionsten Teil eines Gramms Chlorkalium (Kalium-

> ## WISSEN
>
> ### Prinzip der Schüßler-Therapie
>
> Dr. Schüßlers Therapie zielt darauf ab, die Mineralien im Körper durch Gabe der passenden Mineralienzubereitungen wieder richtig zu verteilen. Durch ein spezielles Herstellungsverfahren, dem Potenzieren, gelang es Dr. Schüßler, die Mineralien so aufzuschließen, dass sie gut aufgenommen und verwertet werden können.

chlorid) enthält. Der billionste Teil eines Gramms entspricht der 12. Dezimalpotenz." (Aus: „Eine abgekürzte Therapie")

Hier wird deutlich, dass Dr. Schüßler die Potenzierung nicht willkürlich betrieb, sondern sich, anlehnend an Forschungsergebnisse seiner Zeit, Gedanken zu einer optimalen Darreichungsform der Mineralstoffe machte.

> Dr. Schüßler: „Jedes biochemische Mittel muss so verdünnt sein, dass die Funktionen gesunder Zellen nicht gestört werden, vorhandene Funktionsstörungen ausgeglichen werden."

Er experimentierte zunächst mit den Potenzen D1 bis D30. Als er seine Therapie erstmals bekannt machte, hatte er sich für die 12., 24. und 60. Dezimalpotenz entschieden. Ab etwa 1880 empfahl er die 6. oder die 12. Dezimalpotenz. Heute sprechen wir von „Regelpotenzen".

Regelpotenzen der Schüßler-Salze

Erfahrungsgemäß wirken Schüßler-Salze am besten in den dafür vorgesehenen Regelpotenzen. Wenn Sie sich länger und intensiver damit beschäftigen und ein bisschen experimentieren, werden Sie langsam ein Gespür dafür bekommen, wie die unterschiedlichen Potenzen wirken.

Die Potenz D12 gilt für die Schüßler-Salze Nr. 1 (Calcium fluoratum), Nr. 3 (Ferrum phosphoricum) und Nr. 11 (Silicea). Für alle übrigen Salze gilt D6 als Regelpotenz. In der Apotheke bekommen Sie die Origi-nal Dr. Schüßler-Salze in den Potenzen D3, D6 und D12.

Wenn Sie gerade erst mit der „Schüßlerei" beginnen, dann rate ich Ihnen, zunächst einmal mit den Regelpotenzen anzufangen. Sie können damit nichts falsch machen. Im Zweifelsfall wirkt das Salz nicht, weil es nicht die passende „Aufschlussgröße" hat, und Sie müssen sich fachkundigen Rat einholen. Später, wenn Sie sich etwas eingearbeitet haben, können Sie mit den verschiedenen Potenzen experimentieren.

Kein Ersatz für Mineralien aus der Nahrung!

Eigentlich sollten wir unsere Nährstoffe, auch die Mineralien, durch unsere Nahrung erhalten. Daran ändert auch die überzeugende Wirksamkeit der Schüßler-Salze nichts. Denn: Schüßler-Salze sind keine Nahrungsergänzungsmittel. Achten Sie darauf, dass die Nährstoffe, die Sie benötigen, auch aus der Nahrung kommen.

WISSEN

Schüßler-Salze sind keine Nahrungsergänzungsmittel!

Schüßler-Salze sind körpereigene Mineralstoffe, die durch ihre besondere Herstellungsweise den Mineralstoffwechsel verbessern. Es sind keine nahrungsergänzenden Mineralstoffpräparate, wie es sie in jedem Supermarkt zu kaufen gibt. Im Gegenteil: Die Nahrung liefert die notwendigen Mineralstoffe, und Schüßler-Salze sorgen dafür, dass sie dort ankommen, wo sie gebraucht werden.

Gesunde Ernährung ist mein Lieblingsthema – das wissen die Leser meiner Bücher. Wenn Sie sich vollwertig mit einem hohen Anteil an frischem Obst, Gemüse, Kräutern und Sprossen ernähren, können Schüßler-Salze optimal wirken.

Ihr täglicher Bedarf an Nährstoffen kann sich durch Stress oder Genussmittel wie Zigaretten, Alkohol und Kaffee erhöhen. Auch können bei zahlreichen Krankheiten, besonders bei Allergien und Nahrungsmittelunverträglichkeiten, Nährstoffe schlechter aufgenommen werden, was mit einer geschädigten Darmschleimhaut in Zusammenhang steht. Hier wiederum helfen Schüßler-Salze, die Aufnahmefähigkeit zu verbessern, damit unser Körper die aufgenommenen Nährstoffe auch an die zuständigen Orte (Zellen, Organe, Gewebe) transportieren kann (s. Kasten Seite 15).

Davon abgesehen gibt es Lebensphasen, in denen die Zufuhr von Vitaminen und Mineralien in Tablettenform notwendig werden kann. Solche Lebensphasen sind:
- Schwangerschaft und Stillzeit
- chronisch-entzündliche Darmerkrankungen, Krebs, Leberzirrhose und vergleichbare schwere Erkrankungen

In solchen Ausnahmefällen ist es empfehlenswert, Vitamine und Mineralstoffe in grobstofflicher Form, das heißt als handelsübliche Vitamin- und Mineralstoffpräparate, einzunehmen – und zusätzlich die entsprechenden Schüßler-Salze.

Doch das große Volksleiden, der angebliche Mangel an Vitaminen und Mineralien, ist eigentlich die Folge der Fehlverteilung im Körper, wie Dr. Schüßler es nannte. Es

sind die Früchte unserer Überflussgesellschaft, die uns diesen angeblichen „Mangel" bescheren:
- Fehlernährung (Junkfood, Säurebildner wie Fleisch, Zucker und Milchprodukte, raffinierte Lebensmittel)
- Nahrung aus überdüngten Böden und von überzüchteten Tieren
- gestörte Darmschleimhaut (bei Allergien und anderen chronischen Erkrankungen)
- Elektrosmog
- Stress
- Gifte wie Nikotin, Alkohol, Koffein

Viele Anbieter von Nahrungsergänzungsmitteln werben mit dem Argument, dass unsere Böden überdüngt seien und die erzeugten Nahrungsmittel Vitamine und Mineralstoffe nicht mehr in ausreichender Menge liefern können. Lassen Sie sich davon nicht ins Bockshorn jagen. Denn im Ernst: Kann eine in der Fabrik produzierte Vitamintablette besser sein als Obst und Gemüse aus biologisch-dynamischem Anbau? Und all die Nahrungsergänzungsmittel, die Konzentrate aus Obst und Gemüse enthalten: Sie sind teuer und meist viel zu hoch dosiert. Es ist fragwürdig, ob dem Körper die dauerhafte Überdosierung gut tut. Eine abwechslungsreiche Kost mit frischem, reifem Obst und Gemüse, frischen Kräutern, Pilzen, Nüssen und Keimlingen bietet wirklich alle Nährstoffe, die der Körper braucht.

Wie werden Schüßler-Salze eingenommen?

Jeder Mensch spricht anders auf die Schüßler-Salze an. Daher sollten Sie die Salze stets nach Ihren individuellen Gesichtspunkten dosieren. Probieren Sie es aus. Anhaltspunkte für eine wirkungsvolle Dosierung finden Sie hier. Grundsätzlich aber gilt: Weniger ist mehr.

Wenn Sie 5 Ärzte oder Heilpraktiker fragen, wie viele Tabletten der Schüßler-Salze Sie pro Tag einnehmen sollen, dann bekommen Sie wahrscheinlich 5 verschiedene Antworten. Die Dosierungsempfehlungen reichen von 3-mal 1 Tablette täglich bis hin zu utopischen 150 Tabletten pro Tag. Das ist für einen Anfänger sehr verwirrend. Die Kunst der Diagnostik (s. Seite 129) besteht aber nun gerade darin, sich auf eines oder wenige Mittel zu beschränken ...

Die richtige Dosierung

Natürlich erhalten Sie auch in diesem Buch Dosierungsempfehlungen. Ich werde Ihnen meine Einnahmeempfehlungen aber so begründen, dass Sie danach in der Lage sind, sich selbst ein Urteil zu bilden. Dr. Schüßler schrieb: „Die Dosis darf eher zu klein als zu groß sein. Ist sie zu klein, so führt die Wiederholung derselben zum Ziele; ist sie zu groß, so wird der beabsichtigte Zweck ganz verfehlt. In akuten Fällen nehme man stündlich oder 2-stündlich, in chronischen 3- bis 4-mal täglich ein erbsengroßes Quantum von der Verreibung, entweder trocken oder in einem Teelöffel voll Wasser gelöst." Das entspricht bei den heute gebräuchlichen Darreichungsformen einer Menge von 1 Tablette, 5 Kügelchen (Globuli) oder 5 Tropfen. Nun könnten Sie sagen: Ja, das galt zu Schüßlers Zeiten. Heute brauchen die Menschen eine höhere Dosierung. Unterschätzen Sie Dr. Schüßler nicht. Er war in vieler Hinsicht sehr vorausschauend und hatte auch im Hinblick auf die Dosierung recht. Ich kann das aus meiner langjährigen Erfahrung nur bestätigen. Halten Sie sich daher an die im Kasten auf Seite 18 genannten niedrigen Dosierungen. Das sind Grundempfehlungen, von denen Sie im Einzelfall, besonders bei sensiblen Personen, abweichen können. Spezielle Einnahmeempfehlungen finden Sie bei der Beschreibung der einzelnen Salze. Beachten Sie auch die besonderen Empfehlungen für Kinder.

PRAXIS

Dosierungsempfehlungen

Im akuten Fall

Alle 15–30 Minuten (Kinder stündlich) 1 Tablette im Mund zergehen lassen. Akut heißt: Diese Dosierung gilt für 1 bis maximal 2 Tage.

Ausnahme:

Salz Nr. 7 (Magnesiumphosphat): Dies wird in akuten Fällen als „Heiße 7" genommen: 10 Tabletten (für Kinder 5) werden in einer Tasse frisch abgekochtem Wasser (Quellwasser) aufgelöst und in kleinen Schlucken getrunken. Faustregel: Alle 10 Minuten einen Schluck trinken und gut einspeicheln. Auch andere Salze können als heiße Lösung eingenommen werden.

Im chronischen Fall

3-mal täglich 1–2 Tabletten im Mund zergehen lassen; bei Kindern, je nach Alter, weniger. Säuglinge bekommen ½ Tablette pro Tag aufgelöst. Diese Dosierung kann für mehrere Woche gelten.

Kinder

Kinder unter 12 Jahren sollten maximal 3-mal 1 Tablette bekommen. Ausnahme: im Akutfall 5 Tabletten in heißem Wasser auflösen.
Kinder unter 6 Jahren kommen meist mit 1–2 Tabletten täglich aus.
Bedenken Sie, wie sensibel das Kind gewöhnlich reagiert. Einem robusten 12-Jährigen können Sie auch die Erwachsenendosierung geben.

Wie schnell tritt die Wirkung ein?

Wenn Sie das erste Mal Schüßler-Salze einnehmen und nicht wissen, wie schnell Sie darauf ansprechen, dann gilt, was Dr. Schüßler gesagt hat: Lieber mit weniger Tabletten beginnen und erst einmal abwarten, ob die erwünschte Wirkung eintritt. Tritt sie nicht ein, wiederholen Sie die Einnahme noch einmal.

Nun muss man natürlich unterscheiden, ob Sie das Schüßler-Salz aus einem akuten Anlass heraus einnehmen – beispielsweise, weil Sie plötzlich Durchfall haben – oder ob Sie das Salz für ein chronisches Geschehen – beispielsweise gegen seit Jahren bestehende rheumatische Schmerzen –

nehmen wollen. Bei akuten Erkrankungen stellt sich der Erfolg meist in wenigen Minuten, Stunden oder innerhalb eines Tages ein. Das Schüßler-Salz wird nur über eine kurze Zeit – wenige Stunden oder ein Tag – genommen, und die Dosierung kann hier ausnahmsweise auch höher sein. Bei chronischen Erkrankungen kann die Behandlung Wochen oder Monate in Anspruch nehmen – je nach Art der Störung.

Was ist bei der Einnahme zu beachten?

- Experimentieren Sie nie zu lange herum. Wenn sich, besonders bei fieberhaften Erkrankungen und anderen akuten Störungen, nicht in wenigen Stunden eine Besserung abzeichnet, suchen Sie einen Arzt auf!

- Grundsätzlich sollen Schüßler-Salze vor den Mahlzeiten eingenommen werden.
- Die optimale Tageszeit ist individuell verschieden. Beobachten Sie, wann Sie die Salze am besten vertragen.
- Es ist ratsam, die Tabletten im Mund zergehen zu lassen, damit die Wirkstoffe optimal von der Mundschleimhaut aufgenommen werden können.
- Bei Einnahme als heiße Lösung, z.B. „Heißen 7", lässt man die Arzneilösung die Mundschleimhaut benetzen, bevor die Lösung geschluckt wird, behält die Lösung also eine Weile im Mund.
- Für Diabetiker gilt: 40 Tabletten der Original Dr.-Schüßler-Salze entsprechen 1 BE.

Kann man Schüßler-Salze kombinieren?

Manchmal deuten die Anzeichen klar auf ein einziges Mittel hin, dann sollten Sie auch nur dieses einnehmen. Häufig kommen aber 2 oder 3 Mittel infrage. Aber Vorsicht: Schauen Sie genau hin, auch auf Ihre aktuellen Symptome. Weniger ist mehr. Bei akuten Störungen ist 1 Salz, maximal sind 2 Salze notwendig. Bei chronischen Störungen können schon mal 4 Mittel gleichzeitig angebracht sein. Bei immer mehr Menschen besteht ein großes Ungleichgewicht in ihrem Mineralienhaushalt, sodass die Gabe mehrerer Salze erforderlich werden kann. Im Kasten unten sind die Grundsätze für effektive Kombinationen zusammengefasst.

WISSEN

Kombinationen

- So wenige Salze wie möglich kombinieren.
- In akuten Fällen 1, höchstens 2 Salze einnehmen.
- In chronischen Fällen bis zu 4, in Ausnahmefällen 5 verschiedene Salze innerhalb eines Tages kombinieren.
- Salze einer Stoffgruppe sind generell untereinander gut kombinierbar: Phosphate (Nr. 2, 3, 5, 7 und 9), Sulfate (Nr. 6, 10 und 12), Chloride (Nr. 4 und 8).
- Chloride lassen sich mit allen anderen Gruppen gut kombinieren.
- Sulfate und Phosphate am besten zeitlich um einige Stunden versetzt einnehmen: z.B. ein Phosphat morgens und evtl. abends, ein Sulfat mittags.
- Schüßler-Salz Nr. 1 – Calcium fluoratum ist mit allen Salzen gut kombinierbar.
- Schüßler-Salz Nr. 11 – Silicea von den Sulfaten etwas versetzt einnehmen.

Viele Therapeuten sind der Ansicht, man sollte die Salze nicht mischen. Oft wird auch von der Unverträglichkeit der Salze untereinander gesprochen. Ich habe da so meinen eigenen Stil: Phosphatsalze und Silicea lasse ich zusammen einnehmen, die Sulfate lasse ich getrennt davon einnehmen – das heißt, zeitlich um einige Stunden versetzt. Die Chloridsalze lasse ich gerne allein oder mit den Phosphaten einnehmen. Da ich aber bei jedem Patienten individuell vorgehe, ist dies keine „eiserne" Regel. Über die Uhrzeiten, zu denen welche Salze besser wirken, gibt es sehr unterschiedliche Meinungen. Ich gebe die Salze Nr. 9 und 11 gerne in der ersten Tageshälfte. Die Sulfatsalze Nr. 6, 10 und Nr. 12 gebe ich lieber in der zweiten Tageshälfte und habe damit sehr gute Erfahrungen gemacht. Auch hier gilt: Jeder Mensch reagiert individuell.

Prinzipiell liegen die Dosierungsempfehlungen für Erwachsene bei 3-mal 1 oder 2 Tabletten über den Tag verteilt. Damit machen Sie nichts falsch. Wenn Sie sich aber intensiver mit den Salzen beschäftigen, dann werden Sie merken, dass die Einnahmen zu bestimmten Tageszeiten effektiver sind. Beispiel: Wenn Sie das Schüßler-Salz Nr. 3 – Ferrum phosphoricum gegen chronischen Eisenmangel oder gegen Erschöpfung einnehmen möchten, dann nehmen Sie je 1 Tablette morgens, im Laufe des Vormittags und vor dem Mittagessen ein. Denn dieses Salz belebt sehr stark, und die Einnahme ist daher in der ersten Tageshälfte sinnvoller als in der zweiten. Beobachten Sie einfach, zu welcher Tageszeit Sie Ihre Salze am besten vertragen. Und denken Sie daran: Im Zweifelsfall ein Salz weniger auswählen, denn auch hier gilt: Weniger ist mehr.

Was müssen Allergiker beachten?

Schüßler-Salze enthalten geringe Mengen an Milchzucker (Laktose) und noch geringere Mengen an glutenhaltiger Weizenstärke. Menschen mit Laktoseintoleranz oder mit Glutenunverträglichkeit sind daher oft verunsichert, ob sie Schüßler-Salze trotzdem einnehmen dürfen. Erfahrungsgemäß kommt es bei richtigem Gebrauch der Schüßler-Salze nicht zu Problemen. Eine Tablette enthält eine Laktosemenge, die für die meisten Menschen mit Laktoseintoleranz verträglich ist. Eine absolute Laktoseintoleranz, bei der geringste Mengen zu Problemen führen, ist eher selten.

Als glutenfreie Kost bezeichnet man eine Kost, die nicht vollkommen frei von Gluten ist, aber nicht mehr als 20 mg pro Tag enthält. Eine Tablette der Original Dr.-Schüßler-Salze enthält 9,5 mg Weizenstärke, der Glutengehalt beträgt etwa 0,0285 mg. Sie müssten folglich 700 Tabletten (!) pro Tag einnehmen, um diese Menge zu erreichen. Wenn Sie an Laktoseintoleranz oder an Glutenunverträglichkeit leiden, können Sie im Zweifelsfall auf Streukügelchen oder Tropfen ausweichen. Vom medizinischen Standpunkt aus ist dies aber wirklich nur in Einzelfällen nötig.

Schüßler-Salze und Homöopathie

Schüßler-Salze und homöopathische Medikamente auseinanderzuhalten, ist selbst für Therapeuten nicht immer leicht. Kein Wunder, denn Dr. Schüßler ließ Mineralsalze nach den Regeln der Homöopathie potenzieren.

Auch wenn Dr. Schüßler in seinem Buch „Eine abgekürzte Therapie" eine scharfe Trennung zwischen Biochemie und Homöopathie vollzieht – Tatsache ist, dass einige Stoffe, wie Natriumchlorid und Silicea, auch große homöopathische Heilmittel sind. Der entscheidende Unterschied ist, dass die Mittel nach völlig anderen Gesichtspunkten ausgewählt werden:

- Schüßler-Salze werden eingenommen, um vorhandene Mineralstoffwechselstörungen zu beheben. Es werden die Salze verordnet, die auch im Körper vorhanden sind und dort lebenswichtige Aufgaben erfüllen.
- Homöopathische Mittel werden eingenommen, um die Selbstheilkräfte des Organismus anzuregen – durch den Heilimpuls, der von einer mineralischen, pflanzlichen oder tierischen Substanz ausgeht.

Damit ist die Homöopathie viel komplizierter, denn es kommen viel mehr Mittel infrage, die sorgfältig ausgewählt werden müssen. Aber Dr. Schüßler wollte ein vereinfachtes Verfahren, das dennoch erfolgreich ist. Beide Lehren haben ihre Erfolge und schließen sich nicht gegenseitig aus. Aber: Wenn Sie sich bereits in klassisch homöopathischer Behandlung befinden, dann sollten Sie mit Ihrem Therapeuten absprechen, ob Sie Schüßler-Salze dazu nehmen können.
Ich persönlich würde die Therapien nicht mischen. Mein Mann ist klassisch-homöopathischer Arzt, und wir sprechen uns stets ab, wer unsere Söhne und deren Freundinnen behandelt. Es ist, wie das alte Sprichwort sagt: Viele Wege führen nach Rom. Jedoch sollte man sich nur für einen Weg entscheiden, nämlich ob man fliegt oder Auto fährt. Beides gleichzeitig geht nicht.

Erstverschlimmerung?

Bei einigen Schüßler-Salzen kann es vereinzelt zu Beginn der Therapie zur Verstärkung von Krankheitssymptomenx kommen. Dabei handelt es sich um Entgiftungsreaktionen, die notwendig sind, damit der Mineralstoffwechsel wieder optimal funktionieren kann. Besonders bei den Salzen Nr. 6, Nr. 8 und Nr. 11 können Reaktionen wie Kopfschmerzen, Mund- und Körpergeruch sowie Müdigkeit auftreten.

Wenn Sie Schüßler-Salze in anderen Darreichungsformen (Streukügelchen/Globuli, Tropfen/Dilution) möchten, müssen Sie dem Apotheker immer den vollständigen Namen der Substanz nennen, also beispielsweise Magnesium phosphoricum D6 als Tropfen.

Tabletten, Salben und Körperlotion

Üblich ist es, Schüßler-Salze in Tablettenform zu verwenden. Es gibt sie in Packungen zu 80, 200, 420 und 1000 Tabletten. Die Mittel 1 bis 11 sind auch in Salbenform erhältlich, demnächst auch das Mittel Nr. 12. Die originalen Schüßler-Salze sind zwar apothekenpflichtig, sie sind aber auch übers Internet und aus Holland und anderen Ländern zu beziehen. Diese Produkte unterliegen nicht unseren strengen deutschen Qualitätskontrollen, ich rate daher vom Kauf und Gebrauch von „Billigprodukten" ab – Sie können einfach nicht sicher sein, was Sie da genau kaufen.

Die vielfältigen Anwendungsmöglichkeiten der Salben finden Sie bei der jeweiligen Beschreibung der Schüßler-Salze in diesem Kapitel. Alle Salben sind in der vierten Dezimalpotenz (D4) erhältlich und haben seit 2005 eine neue Salbengrundlage, die sie weniger fett, aber geschmeidiger macht. Das kommt vielen Menschen entgegen, denen die Salben bislang zu fetthaltig und zäh erschienen. Seit wenigen Jahren gibt es die für die Haut und Hautfestigkeit so wichtigen Schüßler-Salze Nr. 1 – Calcium fluoratum und Nr. 11 – Silicea auch als Körperlotionen.

Das können Schüßler-Salze

Im Prinzip können Sie jede Störung des Befindens und jede – vor allem akute – Erkrankung mit Schüßler-Salzen behandeln.

Besonders im Anfangsstadium lassen sich Störungen des Immunsystems, Infekte, Allergien, Verdauungsbeschwerden, Schlafstörungen, Hauterkrankungen, Gelenkerkrankungen, Stoffwechselerkrankungen, aber auch seelische Beschwerden und Erschöpfungszustände – um nur einige der Einsatzgebiete von Schüßler-Salzen zu nennen – wirksam behandeln. Am Ende dieses Buches finden Sie eine Liste der Symptome und Krankheiten von A bis Z und die Schüßler-Salze, die dagegen eingesetzt werden können. Einige Schüßler-Salze wirken auch entgiftend und können zur Unterstützung von Fastenkuren und zur Gewichtsabnahme eingenommen werden. Besonders bei chronischen Beschwerden ist die kurmäßige Anwendung der entsprechenden Salze sinnvoll. Anfängern der „Schüßlerei" empfehle ich, erst mal den kleinen Wehwehchen des Alltags zu Leibe zu rücken.

Auch schon lange vorhandene chronische Erkrankungen sind durch die Schüßler-Therapie behandelbar. Wichtig: Bei ernsthaften chronischen Krankheiten können Schüßler-Salze die Therapie unterstützen, aber nicht immer ersetzen! Jedes Salz hat seine spezielle Wirkung, und es bedarf einiger Zeit, bis man das Wesen der 12 Salze erfasst hat.

Schüßler-Salze sind auch in der Schwangerschaft und während der Stillzeit erlaubt, ja sogar empfehlenswert (Kur s. Seite 43).

Wenn Sie sich selbst mit Schüßler-Salze behandeln wollen – auch chronische Erkrankungen – dann sollten Sie sich mit der Antlitzdiagnostik beschäftigen (s. Seite 119). Mit der Zeit bekommen Sie ein Gespür dafür und werden so allmählich für sich selbst und für Ihre Familie und Freunde zum Profi. Je schneller man gezielt zum passenden Salz greifen kann, umso schneller und effektiver wirken diese wunderbaren Salze. Im Zweifelsfall und besonders, wenn Sie mit den eigenen Versuchen nicht weitergekommen sind, sollten Sie einen Arzt oder Heilpraktiker aufsuchen. Als Faustregel gilt: Je länger Ihre Beschwerden schon bestehen, umso schwieriger gestaltet sich die Selbstbehandlung. Diese Faustregel bezieht sich nicht allein auf die Behandlung mit Schüßler-Salzen, sondern auf die Selbstbehandlung als solche. Je

nach Art der Gesundheitsstörung sind ein oder zwei bestimmte Mineralsalze nötig, um den Mineralstoffhaushalt wieder zu regenerieren.

Auch Schüßler-Salze haben Grenzen

Ganz klar ist das Ziel meines Buches, Sie von dem großen Nutzen der Schüßler-Salze zu überzeugen. Wenn Sie voll Begeisterung mit der „Schüßlerei" beginnen, dann bin ich zufrieden. Bitte werden Sie jedoch nicht übermütig.

Setzen Sie keine Medikamente ohne Rücksprache ab. Werfen Sie in Ihrer Begeisterung nun nicht Ihre Blutdrucksenker oder Ihre Herztabletten in den Mülleimer!

Die Aufgabe der Schüßler-Salze ist es, den Mineralstoffhaushalt zu verbessern. Das geht aber nicht von heute auf morgen. Nehmen Sie die passenden Schüßler-Salze zusätzlich zu den bisherigen Medikamenten ein und lassen Sie Ihrem Körper Zeit für den Heilprozess.

Und noch etwas: Schüßler-Salze ersetzen keine Diagnose! Wenn Sie krank werden und nicht wissen, was Sie haben, dann heißt es: Ab zum Arzt! Dasselbe gilt, wenn in akuten Situationen die Symptome nicht in wenigen Stunden abklingen. Suchen Sie sich einen in Schüßler-Salz-Therapie erfahrenen Arzt oder Heilpraktiker.

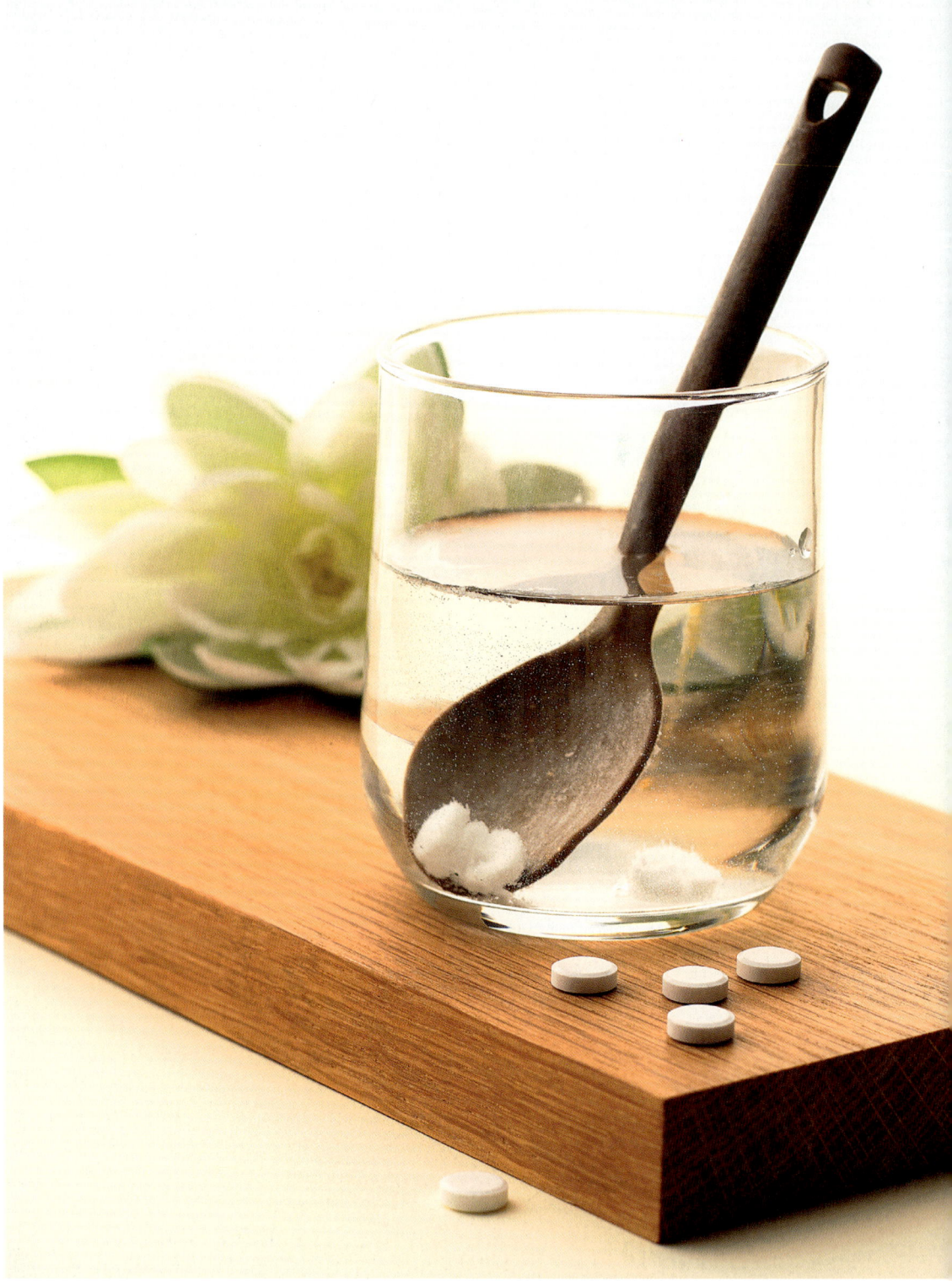

Das heilsame 12 × 1

Entdecken Sie die spannende Welt der Schüßler-Salze. Sobald Sie das Wesen jedes Salzes begriffen haben, wird die erfolgreiche Anwendung zum Kinderspiel.

Schüßler-Salze im Überblick

Prägen Sie sich ein paar wichtige Dinge ein, dann behalten Sie ganz leicht den Überblick über die Schüßler-Salze. Das ist nicht schwer: Jedes Salz hat einige Haupteigenschaften – einen „Charakter", der es von den übrigen Salzen abgrenzt.

Zwölf Mineralsalze bezeichnete Dr. Wilhelm Schüßler als biochemische Funktionsmittel. Nach seinem Tod kamen noch 12 weitere Salze hinzu, die Ergänzungsmittel. Wenn Sie sich das erste Mal mit Schüßler-Salzen beschäftigen, dann geht es Ihnen vielleicht wie mir, als ich 1976 das erste Mal mit ihnen in Berührung kam. Das war während meiner ersten Ausbildung zur Apothekenhelferin. Pflanzenheilkunde, Homöopathie und Schüßler-Salz-Therapie waren die Bereiche, die mich an einer Berufsausbildung in der Apotheke faszinierten.

Doch leider gab es damals nur sehr selten Fortbildungsveranstaltungen zu diesen Themen und wenig Literatur, daher musste ich mir das meiste selbst beibringen. Ich weiß noch gut, wie ich anfangs von diesen vielen Mitteln in der Homöopathie und den 12 Schüßler-Salzen völlig überfordert war. Erst mit der Zeit und nach der ständigen Beschäftigung mit den Mitteln fing ich an, das dahinterliegende System zu begreifen. So war es mir schon immer ein Anliegen, mir „Übersichten" zu verschaffen, die auch meinen Patienten und den Lesern meiner Bücher helfen.

Hilfreich ist, wenn Sie sich die Namen der Salze genau anschauen: Die Salze Nr. 6, 10 und 12 sind Sulfate – das jeweilige Mineral hat „sulfuricum" als zweiten Teil des Namens. Die Salze Nr. 2, 3, 7 und 9 sind Phosphate – „phosphoricum" ist der zweite Teil des Namens. Zu den Chloriden gehören die Salze Nr. 4 und Nr. 8. Die Sulfate haben grundsätzlich Gemeinsamkeiten in ihrer Wirkweise, ebenso wie die Phosphate und die Chloride.

Da die Salze einer Salzgruppe in Ihrer Wirkung auf den Menschen gemeinsame Eigenschaften aufweisen, habe ich daraus eine vereinfachte Typenlehre entwickelt. So entstanden der Sulfattyp, der Phosphattyp, der Chloridtyp, der Fluoridtyp und der Siliceatyp. Sobald Sie für sich herausgefunden haben, zu welchem Typ oder Mischtyp Sie gehören (Selbsttest Seite 129), erfahren Sie auch, welche Stärken und welche Schwächen Ihren Typ ausmachen. Dann können Sie sich sowohl in Bezug auf Ihre Lebensweise als auch bei Ihrer Ernährung an Ihrem Typ orientieren – das ist förderlich für Ihre Gesundheit. Auch im Krankheitsfall können Sie sich mithilfe Ihres Typs schneller für das passende Salz entscheiden.

WISSEN

Die 12 Schüßler-Salze

- Nr. 1: Calcium fluoratum (Calciumfluorid) – der Stabilisator
- Nr. 2: Calcium phosphoricum (Calciumphosphat) – das Knochensalz
- Nr. 3: Ferrum phosphoricum (Eisenphosphat) – das Salz für das Immunsystem und Entzündungsmittel 1
- Nr. 4: Kalium chloratum (Kaliumchlorid) – für Drüsen und Schleimhäute und Entzündungsmittel 2
- Nr. 5: Kalium phosphoricum (Kaliumphosphat) – das Nervensalz
- Nr. 6: Kalium sulfuricum (Kaliumsulfat) – zur Entgiftung und Entzündungsmittel 3
- Nr. 7: Magnesium phosphoricum (Magnesiumphosphat) – das Krampf- und Schmerzmittel
- Nr. 8: Natrium chloratum (Natriumchlorid) – der Flüssigkeitsregulator
- Nr. 9: Natrium phosphoricum (Natriumphosphat) – zur Entsäuerung, für Nieren und Stoffwechsel
- Nr. 10: Natrium sulfuricum (Natriumsulfat) – das Ausscheidungsmittel
- Nr. 11: Silicea – das Bindegewebsmittel, das Salz für Haut, Haare und Nägel
- Nr. 12: Calcium sulfuricum (Calciumsulfat) – bei eitrigen Prozessen

Die Sulfate

Alle Sulfate wirken entgiftend und ausleitend, sie entfalten ihre Hauptwirkungen besonders auf Leber, Galle, Lymphe und Darm, regen den Stoffwechsel an und wirken verdauungsfördernd.

Sulfatbetont: der Powertyp

Sulfatbetonte Menschen sind Powertypen – ob Sie dazugehören oder nicht, können Sie in Sekundenschnelle erkennen. Ist Ihre Hautgrundfarbe eher dunkel, gelblich oder bräunlich? Ist die Beschaffenheit Ihrer Haut derb und grobporig? Dann gehören Sie zu den sulfatbetonten Menschen.

Sulfatbetonte Menschen haben durch ihre Gene viel Lebensenergie und Stärke mitbekommen, was sie sehr resistent gegen Krankheiten macht. Wenn sie einigermaßen vernünftig leben, dann sind sie selten erkältet, denn ihr Immunsystem hat von Haus aus Power. Diesen Menschen ist eher zu warm als zu kalt – beim ersten Sonnenstrahl wird ihnen schon heiß. Ihre Haut ist unempfindlich und wird schnell braun. Südeuropäer, aber auch Menschen aus arabischen Ländern und aus Südamerika sind überwiegend Powertypen.

Ihre robuste Natur ist für ihre Gesundheit ein großer Vorteil. Der Nachteil ist, dass Sie ihre Stärke kennen und gerne über die Stränge schlagen. Sie sind Genussmenschen und schöpfen gerne aus dem Vollen. Sie ernähren sich am liebsten üppig und überfordern oft ihre Leber, Galle und den Verdauungstrakt mit zu fett- und zu eiweißreichem Essen. Außerdem sind sie bewegungsfaul. Was daraus wird, sehen wir an den erschreckenden Statistiken: mehr als 50 % Übergewichtige in Deutschland (auch der chloridbetonte Gefühlstyp neigt dazu). Die Folgen dieser Lebensweise sind Stoffwechselentgleisungen wie Diabetes, erhöhte Blutfettwerte, erhöhter Blutdruck und Herz-Kreislauf-Erkrankungen – die Krankheiten also, die unser Gesundheitssystem in den Ruin treiben.

Wenn Powertypen ständig erkältet sind oder an chronischen Nasennebenhöhlenvereiterungen leiden, dann haben sie im Laufe ihres Lebens ganz schön Schindluder mit ihrer Gesundheit getrieben, und Entgiftung ist angesagt. Es kann aber auch sein, dass sie durch Unfälle oder Zahnbehandlungen so genannte Störherde haben, die ihre sonst so starken Selbstheilungskräfte abbremsen.

Sie sind therapeutisch sehr im Vorteil: Meist reicht eine gründliche Entgiftung mit Fasten, Darmreinigung und einigen Schüßler-Salzen und die Gesundheit ist wiederhergestellt. So einfach haben es die anderen Typen nicht.

Schüßler-Salze für Powertypen

- Nr. 6 (Kaliumsulfat)
- Nr. 10 (Natriumsulfat)
- Nr. 12 (Calciumsulfat)

Dosierung: Powertypen brauchen schon mal 2–4 Tabletten mehr, bis die Wirkung bei Ihnen eintritt.

Zeichen für Sulfatbedarf: Bei Bedarf an Natriumsulfat sind die Augen morgens verquollen, vor allem das Oberlid, und es bestehen dicke Tränensäcke. Die Haut ist häufig unrein, mitunter auch entzündet. Verdauungsstörungen können auftreten.

Vorlieben bei der Ernährung: Sulfatbetonte Menschen lieben es deftig. Sie greifen eher zu einer herzhaften Bratwurst als zu einem Stück Kuchen. Bei ausgeprägten Sulfattypen kommt es sogar vor, dass sie gar nichts Süßes mögen. Wichtig ist für sie immer, dass das Essen gut gewürzt ist. Überhaupt essen sie gerne und viel und genießen das auch. Sulfatmenschen sind Genussmenschen, und ohne ein herzhaftes und gutes Essen fühlen sie sich oft um ihren Genuss am Leben betrogen. So gerne sie essen, wenn sie die Notwendigkeit abzunehmen sehen, können sie genauso überzeugend in kürzester Zeit und konsequent eine Kur – beispielsweise Basenfasten – durchführen, und die Pfunde purzeln lassen. Danach genießen sie das Leben dann wieder in vollen Zügen.

Die Phosphate

Alle Phosphate stabilisieren das Nervensystem; sie wirken besonders auf Nerven, Immunsystem und Nieren. Bei Schmerzen und Nervenerkrankungen, auch bei schwachen Nerven, bei Schlafstörungen, Unruhezuständen und Konzentrationsstörungen sind immer die Phosphate unter den Schüßler-Salzen gefragt. Phosphate wirken schnell und sind „Kraftgeber" – am schnellsten wirken Calciumphosphat (Salz Nr. 2), Eisenphosphat (Salz Nr. 3) und Magnesiumphosphat (Salz Nr. 7).

Phosphatbetont: der Nerventyp

Phosphatbetonte Menschen sind Nerventypen. Phosphate finden sich vor allem in den Muskeln und den Nervenzellen. Phosphat-Typen sind daher in der Regel „Nervenbündel", wenn sie aus dem Gleichgewicht geraten. Sie hören aber auch das „Gras wachsen" – im Guten wie im Schlechten. Sie sind sehr sensibel und einfühlsam und meist gute Therapeuten. Aber sie reagieren auf Stress sofort, weil sie keine Puffer haben. Das kann je nach Veranlagung zu Schlafstörungen, Grübeleien, Magen-Darm-Verstimmungen, Nervenentzündungen oder Rückenschmerzen führen. Sie reagieren auch empfindlich auf Elektrosmog, meist mit Muskelverspannungen, weshalb Magnesiumphosphat in solchen Fällen gut hilft. Wenn Nerventypen gestresst sind und essen sollen, macht die Verdauung nicht mehr mit, und Verstopfung, Blähungen oder Durchfall sind die Folge. Übrigens sind Menschen mit Magersucht meist Nerventypen.

Wenn Sie sich in der Beschreibung des Nerventyps wiedererkennen, dann sollten Sie sich bei gesundheitlichen Störungen zunächst fragen: Was hat an meinem Nervenkostüm gezehrt? Versuchen Sie, das Übel bei der Wurzel zu packen. Es kann Stress sein (Schüßler-Salz Nr. 5 und Nr. 7), es kann geistige Überforderung (Nr. 3) sein, es kann aber auch zu süßes und zu fettiges Essen sein (Nr. 2 und Nr. 9). Spätestens wenn Sie Gelüste auf Süßes bei sich feststellen, ist das ein Warnzeichen, dass Ihr Phosphathaushalt aktuell gestört ist. Wenn Sie viel am PC arbeiten müssen und ein Nerventyp sind, dann sollten Sie immer mal wieder einige Tabletten Magnesiumphosphat einnehmen. Wenn Sie abends nach Hause kommen, nehmen Sie 2 Tabletten Magnesiumphosphat D12 vor dem Abendessen ein, und Sie können besser entspannen. Seien Sie bei der Dosierung der Salze vorsichtig – geringste Mengen können bei Nerventypen große Effekte auslösen. Und: Entspannungstechniken wie Yoga, Meditation, Tai Chi oder Chi Gong sind wichtig für die Regeneration der Nerven.

Schüßler-Salze für Nerventypen

- Nr. 2 (Calciumphosphat)
- Nr. 3 (Eisenphosphat)
- Nr. 5 (Kaliumphosphat)

- Nr. 7 (Magnesiumphosphat)
- Nr. 9 (Natriumphosphat)

Dosierung: Vorsichtig – geringste Mengen können große Effekte auslösen.

Zeichen für Phosphatbedarf: große Nervosität, innere Unruhe, eventuell Schlafstörungen; großes Verlangen nach Süßigkeiten.

Vorlieben bei der Ernährung: Phosphatbetonte Menschen bevorzugen Kohlenhydrate, und das am liebsten in Form von Süßigkeiten. Vor allem in Stressphasen kommt es zu Heißhunger auf Süßes. Je ausgeprägter die Lust auf Süßes ist, umso mehr deutet das auf eine Störung des Phosphatstoffwechsels und auf einen Bedarf an einem phosphathaltigen Schüßler-Salz hin.

Die Chloride

Chloride wirken auf die Haut, auf die Schleimhäute, gegen Entzündungen und auf den Säure-Basen-Haushalt. Sie kommen immer dann zum Einsatz, wenn die Schleimhäute gereizt oder entzündet sind. Sie wirken somit hauptsächlich an den Grenzflächen des Körpers – an der Haut als äußere Grenze und an der Schleimhaut als innere Grenze. Bei Magen- und Darmerkrankungen helfen Chloride, die empfindlichen Schleimhäute zu schützen. Menschen, die sehr chloridbetont sind, haben häufig auch ein seelisches Problem, sich abzugrenzen.

Chloridbetont: der Gefühlstyp

Chlorid-Typen sind gefühlsbetonte Menschen – sie leiden gerne mit, opfern sich oft für andere Menschen auf und machen sich stets mehr Sorgen als nötig. Wenn ihr Gefühlshaushalt nicht in Ordnung ist, bekommen sie Entzündungen, meist im Magen-Darm-Trakt, oder sie „stauen" ihre Gefühle, was auf der körperlichen Ebe-

ne zu Wasseransammlungen im Gewebe (Ödemen) oder Bluthochdruck, auch mal zu erhöhtem Augeninnendruck führt. Auch Fließschnupfen tritt häufiger auf.

Gefühlstypen neigen zu Übergewicht, da sie „Problemesser" sind. Sie kennen keine Essbremse, schon gar nicht, wenn es ihnen nicht gut geht. Ihre Bauchspeicheldrüse ist oft schwach, und sie neigen zu Verdauungsstörungen, sowohl zu Durchfall als auch zu Verstopfung. Auch die Neigung, an Altersdiabetes zu erkranken, ist bei Gefühlstypen stärker ausgeprägt. Wichtig für diese Menschen ist, dass sie ihren Gefühlshaushalt in Ordnung halten und nichts „aufstauen" – der beim Gefühlstyp empfindliche Wasserhaushalt ist der körperliche Ausdruck dafür.

Wenn Sie entdecken, dass Sie so ein Gefühlsmensch sind, dann verstehen Sie, warum Sie kaum eine Diät durchhalten. „Der Geist ist willig, aber das Fleisch ist schwach" – das hat bestimmt ein chloridbetonter Mensch gesagt.

Schüßler-Salze für Gefühlstypen

- Nr. 4 (Kaliumchlorid)
- Nr. 8 (Natriumchlorid)

Dosierung: normale Dosierung

Zeichen für Chloridbedarf: Starke Stimmungsschwankungen und große Lust auf Salziges. Wenn Sie zu Entzündungen neigen, überwiegt bei Ihnen Kaliumchlorid. Wenn Sie auffallend oft Störungen im Wasserhaushalt haben, wie Fließschnupfen, Wassereinlagerungen oder gar Bluthochdruck, überwiegt Natriumchlorid.

Vorlieben bei der Ernährung:
Chloridbetonte Menschen lieben salziges Essen: Käse, Chips, gesalzene Nüsse … überhaupt darf alles etwas mehr gewürzt sein. Menschen, deren Chloridhaushalt aus dem Gleichgewicht ist, salzen ihr Essen nach, ohne zu testen, ob es nicht schon genügend gewürzt ist.

Calciumfluorid

Calciumfluorid ist das Schüßler-Salz mit der langsamsten Wirkung. Es wirkt stabilisierend auf Sehnen, Bänder und Gefäße. Menschen, die eine starke Calciumfluorid-Betonung haben, strahlen auch meist eine gewisse Trägheit und Schwäche aus.

Fluoridbetont: der Bodenständige

Fluoridbetonte Menschen haben etwas Bodenständiges an sich. Dieser Typ kommt eigentlich nur in Mischtypen vor, reine „Fluoridtypen" habe ich bislang nicht gesehen. Die Stärke der Fluoridbetonung zeigt, wie stark die genetisch bedingte Neigung zum Bedarf an diesem Salz ist. Man erkennt diesen Typ an bestimmten Merkmalen, die für die verschiedenen Salzgruppen typisch sind (s. Schüßler-Typentest Seite 122). Ein Fluorid-Typ hat die genetische Veranlagung zu all den hier aufgeführten Störungen im Calciumfluoridhaushalt. Da es nur ein Fluoridsalz gibt, das Salz Nr. 1 (Calcium fluoratum), entspricht der Fluorid-Typ genau diesem Salz. Den Fluorid-Typ zu erkennen ist nicht ganz einfach. Die wichtigsten Merkmale sind der Zustand der Haut (Verhornungen, Schrunden, Schuppen) und die tiefen Furchen der Zunge.

Achten Sie darauf, welche Symptome die Verteilungsstörung dieses Salzes hat: Erschlaffung der Bänder, Sehnen, Haut, Organsenkungen, Verhornungsstörungen, Schrundenbildung, Knochenbildungsstörungen. Das alles sind chronische Prozesse, die nicht von heute auf morgen entstehen. Diese Symptome drücken Schwäche aus, die zwar stabilisiert, aber nicht wirklich beseitigt werden kann. Fluoride, also Calciumfluorid, wirken sehr langsam und erfordern eine mehrmonatige Einnahme. Vitalstoffreiche Kost, die viel Wurzelgemüse enthält, ist besonders wichtig, da die Nährstoffspeicher im Körper nie ganz aufgefüllt sind.

Schüßler-Salze für Fluorid-Typen

■ Nr. 1 (Calciumfluorid)

Dosierung: normale Dosierung

Zeichen für Fluoridbedarf: große Schwäche, geringe Belastbarkeit; blasses, ungesundes Aussehen mit bräunlichen Schatten um die Augen.

Vorlieben bei der Ernährung: Fluoridbetonte Menschen haben keine typischen Essensvorlieben, am ehesten lieben sie Fleisch. Da es keine reinen Fluoridtypen gibt, kann diese Essensvorliebe überlagert sein durch die der anderen Typenanteile. Wenn jemand beispielsweise ein Mischtyp aus Fluorid und Phosphat ist, dann überwiegt die Vorliebe auf Süßes.

Silicea

Silicea ist das biochemische Schönheitsmittel für Haut, Haare und Nägel. Es hält das Bindegewebe elastisch und stärkt das Immunsystem. Menschen mit einer Siliceabetonung sind sehr dünnhäutig und reagieren oft schon auf kleine Mengen dieses Salzes.

Siliceabetont: der Harmonietyp

Siliceabetonte Menschen sind Harmonietypen. Dieser Typ entspricht genau dem Bild des Schüßler-Salzes Silicea, wie es hier beschrieben ist. Seine hohe Empfindsamkeit, seine „dünne" Haut mit vielen kleinen Knitterfältchen, vor allem um die Augenpartie, zeichnen diesen Typ aus – insofern liegt das Wesen des Silicea-Typen sehr nah bei dem des phosphatbetonten Nerventypen. Wenn Sie ein Silicea-Typ sind, sollten Sie Haut, Nieren und Bindegewebe gut pflegen.

Silicea-Typen sind säureempfindlich. Daher sollten sie nie zu viele Säurebildner wie Fleisch, Wurst, Käse, Kaffee, Alkohol und Süßigkeiten zu sich nehmen.

Schüßler-Salz für Harmonietypen

■ Nr. 11 (Silicea)

Dosierung: sehr vorsichtig – der Harmonietyp reagiert oft hochsensibel.

Zeichen für Siliceabedarf: Überempfindlichkeit, sowohl im seelischen als auch im körperlichen Bereich; Neigung zu Infekten und Eiterungen; Haarausfall.

Vorlieben bei der Ernährung: Silicea-betonte Menschen bevorzugen genau wie die phosphatbetonten Menschen Kohlenhydrate. Allerdings stehen hier Kartoffeln, Nudeln und Brot auf der Favoritenliste.

Nr. 1 Calcium fluoratum – das stabilisierende Salz

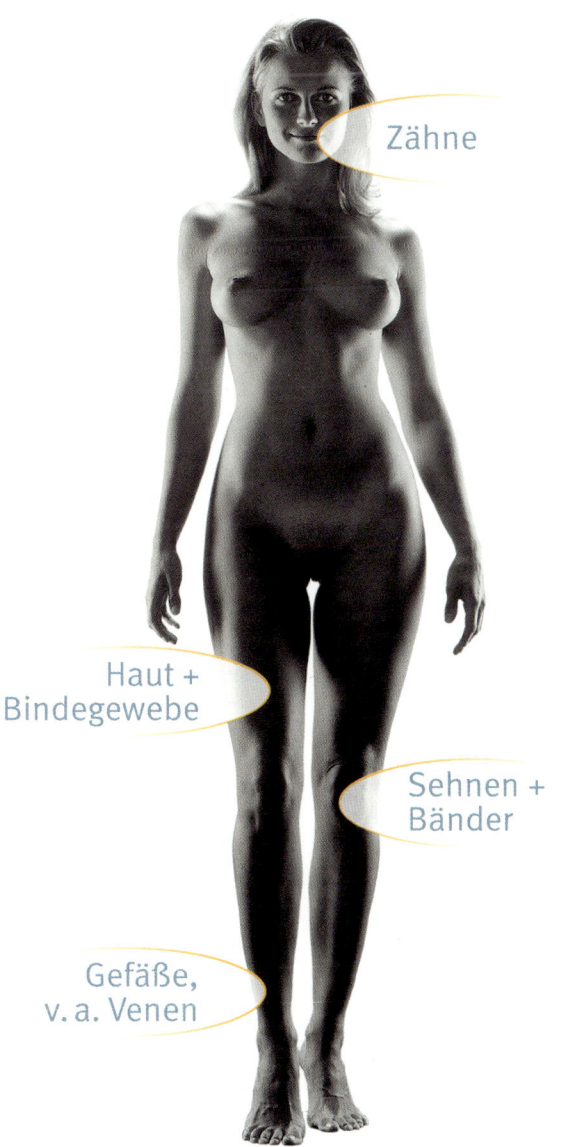

Zähne

Haut + Bindegewebe

Sehnen + Bänder

Gefäße, v. a. Venen

Schüßler-Salz Nr. 1 ist Calcium fluoratum. Dieses Salz hat eine stabilisierende Wirkung auf die Haut, die Blutgefäße, den Zahnschmelz, auf Sehnen und Bänder und auf das Bindegewebe. Bei erschlafftem Gewebe wirkt dieses Salz festigend, bei verhärtetem Gewebe bewirkt es eine bessere Elastizität. Auch seelisch wirkt dieses Salz stabilisierend. Synonyme sind Calciumfluorid, Fluorcalcium, Flussspat. Chemische Formel CaF_2. Die Regelpotenz ist D12.

Dieses Salz befindet sich vor allem in den obersten Zellschichten, im Zahnschmelz, in der Knochenoberfläche, in allen elastischen Fasern, Sehnen, Bändern und in den Gefäßen. Bei Störungen des Fluorcalciumstoffwechsels kommt es zu Erschlaffungen der elastischen Fasern mit Einrissen und Verhärtungen und zu Gefäßerweiterungen. Immer dann, wenn es um die Festigkeit von Fasern, Sehnen, Bändern, Gefäßen und der Haut geht, können Sie dieses Salz in Betracht ziehen. Da aber das Erschlaffen und der Elastizitätsverlust ein langsamer Prozess sind, deren Auswirkungen sich erst nach Jahren zeigen, wirkt dieses Salz erst nach einer längeren Einnahmezeit. Geduld bei der Verwendung dieses Salzes ist daher angesagt. Mit einer einwöchigen Einnahme von 3-mal täglich 1 Tablette erreichen Sie hier keine sichtbaren Ergebnisse. Vielmehr ist eine mehrmonatige Kur anzuraten.

Die Ursache für den Bedarf an diesem Salz ist meist eine erbliche Veranlagung. Frühzeitig kann man an der Hautbeschaffenheit rund um die Augen die „Zeichen" dieser Veranlagung erkennen und durch eine calciumreiche Frischkost dieser Tendenz entgegenwirken (s. Kasten nächste Seite).

WISSEN

Hier wirkt Schüßler-Salz Nr. 1
Das Salz Nr. 1 wirkt festigend und stabilisierend auf Haut, Knochen, Sehnen, Bänder, Gewebe, Gefäße und Zahnschmelz. Es glättet Narbengewebe und wirkt rissiger Haut entgegen.

Hauptwirkungen
Alles, was verhärtet ist, wird weich – alles, was schlaff ist, bekommt wieder Spannkraft.

Tabletten
- Haut, Gefäß- und Gewebserschlaffung
- Organsenkungen (z. B. Gebärmutter, Blase)
- Krampfadern, Venenschwäche allgemein
- Schwangerschaftsstreifen
- Verhornungsstörungen der Haut, Schrunden, Hautrisse, Schuppenflechte, Ekzeme
- stark verhornte Warzen
- Wachstumsstörungen der Nägel, weiche, biegsame und gesplitterte Nägel
- Nagelpilz
- Karies
- Haltungsschäden
- Störungen der Knochenbildung, Fersensporn
- Arthrose

Salbe
- Übermäßige Hornhautbildung
- Risse, Schrunden, extrem trockene Haut
- Nagelverwachsungen
- Bindegewebsschwäche (auch bei Cellulitis), Bänderschwäche
- Krampfadern, Besenreiser

WISSEN

So decken Sie Ihren Calciumbedarf

Wer Calcium hört, denkt an Milch, die ich aber nicht zur Deckung des Calciumbedarfs empfehlen möchte. Vielmehr denke ich an die vielen pflanzlichen Lebensmittel, die calciumreich sind und deren Calcium leichter zu verwerten ist als das Calcium der Milch. Hierzu zählen:

- Sesam
- Sonnenblumenkerne
- Rukola
- Brennnessel
- Löwenzahn
- Kresse (Gartenkresse, Brunnenkresse, Winterkresse)
- Mandeln
- frische Keimlinge von Rukola, Brokkoli und Sonnenblumenkernen

Übrigens:
Abgesehen davon, dass das Calcium aus Sesam besser verwertbar ist, enthält Sesam mehr als doppelt so viel Calcium wie die vergleichbare Menge Kuhmilch. Streuen Sie über jeden Salat und über jedes Gemüsegericht 1 Teelöffel Sesam. Verwenden Sie zum Würzen Gomasio (Sesamsalz). Auch Sesamöl ist eine Bereicherung in der Küche.

Das kann Ihnen auffallen

- Schlaffe Haut an Gesicht, Hals und Armen
- Würfelfalten auf bräunlich-rötlich-schwärzlichem Grund
- bräunlich schwarze Verfärbungen um die Augen
- eventuell schuppige Haut im Gesicht, Verhornungsstörungen bis hin zu Schrundenbildung
- Zunge rissig, borkig, trocken
- alle Absonderungen nässend, zu harten Krusten neigend, eintrocknend
- schlechte Körperhaltung

Seelische Ebene

Die stabilisierende Wirkung dieses Salzes reicht bis in die seelischen Bereiche des Menschen. Mangelnde Festigkeit führt hier zu Unsicherheit, zu Ängstlichkeit, zu Verzagtheit, zu unaufrechtem Gang und mangelndem Vertrauen in das Leben. Ein Mensch, bei dem der Bedarf an Calcium fluoratum besteht, fühlt sich schwach, er ist innerlich instabil oder zu verhärtet, sodass er den natürlichen Austausch mit anderen Menschen nicht pflegen kann. Das Wahren seiner eigenen Grenzen und der Grenzen zu anderen fällt ihm oft schwer.

Bitte bedenken Sie: Anders als zu Dr. Schüßlers Zeiten haben die Menschen heute eine Störung im Stoffwechsel mehrerer Mineralien, sodass diese „seelischen Merkmale" unterschiedlich stark ausgeprägt sein können. Schüßler-Salze allein können natürlich seelische Grundprobleme nicht aus der Welt schaffen, sie tragen aber auf ihrer feinstofflichen Ebene dazu bei, dass Sie ausgeglichener werden.

Einnahme

Das Schüßler-Salz Nr. 1 gehört zu den langsam wirkenden Salzen. Daher ist meist eine mehrmonatige Einnahme erforderlich.

Dosierung: 3 Monate lang 3-mal täglich 1 Tablette vor den Mahlzeiten im Mund zergehen lassen. Danach 6 Wochen Pause, dann wieder 3 Monate lang 3-mal täglich 1 Tablette einnehmen. Zur Unterstützung kann die Salbe Nr. 1 an den betroffenen Stellen angewandt werden.

Anwendungsgebiete von Schüßler-Salz Nr. 1

Schüßler-Salz Nr. 1 – Calcium fluoratum finden Sie in zahlreichen Kuren, auch in diesem Buch. Seine stabilisierende Eigenschaft zeichnet dieses Salz für eine kurmäßige Anwendung geradezu aus. Da es besonders auf Haut, Knochen, Sehnen und Bänder und auf die Gefäße wirkt, ist es Bestandteil folgender Kuren: Kur für die Haut (Seite 100), Kur gegen Venenschwäche (Seite 38), Kur für Schwangerschaft und Stillzeit (Seite 43), Osteoporose-Kur (Seite 44) und Kur für Sportler (Seite 77). Auch gegen Arthrose hilft die Nr. 1.

Kur gegen Arthrose

Da Salz Nr. 1 – Calcium fluoratum festigend und stabilisierend unter anderem auf Knochen, Knorpel, Sehnen und Bänder wirkt, ist auch die Arthrose eins der wichtigen Anwendungsgebiete dieses Salzes. Im Kasten finden Sie die Zusammenstellung der Salze für eine Arthrose-Kur.

Zusätzliche Empfehlungen

Das Vorhandensein der für Arthrose typischen Schmerzen kann dazu verleiten, sich

PRAXIS

Akute Arthritisschmerzen

Die „Heiße 7/11": Lösen Sie 5 Tabletten Schüßler-Salz Nr. 7 – Magnesium phosphoricum D6 und 5 Tabletten Schüßler-Salz Nr. 11 – Silicea D12 zusammen in einem Glas heißem Wasser auf und nehmen Sie die Lösung schluckweise ein. Lassen Sie dabei die Lösung immer erst ein wenig im Mund, bevor Sie sie trinken. Bei Bedarf können Sie die Anwendung am nächsten und übernächsten Tag noch einmal wiederholen.

Übrigens:

Die Nr. 1 in eine „heiße Schüßler-Lösung" zu packen hat keinen Sinn, denn dieses Salz wird ausschließlich bei chronischen Beschwerden eingesetzt, während die „heißen" Lösungen im Akutfall helfen.

möglichst wenig zu bewegen. Und genau das ist die falsche Strategie. In Bewegung bleiben ist das A und O bei Arthrose, da sonst der Verhärtungsprozess noch mehr voranschreitet. Bewegen Sie sich täglich, Schwimmen oder Laufen sind besonders geeignet. Auch Yoga ist bei Arthrose sehr effektiv, da es die Sehnen und Bänder, aber auch die Gelenke geschmeidig hält. Allerdings reicht es nicht aus, nur einmal die Woche in den Yogakurs zu gehen. Wenigstens 20 Minuten sollten Sie für die Yogaübungen täglich aufbringen, damit ein Effekt eintreten kann. Da es wichtig ist, die Übungen halbwegs korrekt auszuführen, sollten Sie sich hin und wieder bei den für Sie passenden Yogaübungen von einem Lehrer korrigieren lassen. Das machen inzwischen viele Yogalehrer auch in einer Einzelsitzung – wenn Sie keine Zeit oder Lust haben, in eine Yogagruppe zu gehen.

Eine andere wichtige Angelegenheit ist die Ernährung. Es ist mein Lieblingsthema, denn der Effekt einer gesunden Ernährung ist enorm – auch bei Arthrose. Halten Sie nicht an Ihren alten Essgewohnheiten fest. Das Verhärten, auch im Denken, ist auch eine Qualität, die für den Bedarf an Schüßler-Salz Nr. 1 – Calcium fluoratum – spricht. Dem können Sie mit der Einnahme dieses Salzes in der Arthrosekur begegnen – immer in Verbindung mit Yogaübungen und mit einer Ernährungsumstellung. Die wichtigsten Tipps für die Ernährungsumstellung in Bezug auf Arthrose sind: Essen Sie deutlich mehr Obst und Gemüse als Fleisch, Wurst und Fisch und trinken Sie maximal 2 Tassen Kaffee pro Tag. Viel Quellwasser trinken!

PRAXIS

Arthrose-Kur

- Schüßler-Salz Nr. 1 – Calcium fluoratum D12 morgens 2 Tabletten
- Schüßler-Salz Nr. 11 – Silicea D12 morgens 2 Tabletten
- Schüßler-Salz Nr. 7 – Magnesium phosphoricum D6 mittags und abends 2 Tabletten

Einnahmeempfehlung: Die Tabletten jeweils vor den Mahlzeiten im Mund zergehen lassen.
Dauer der Kur: 3 Monate – danach 6–8 Wochen Pause, dann die Kur wiederholen.

Venen-Kur

- Schüßler-Salz Nr. 1 – Calcium fluoratum D12, morgens 2 Tabletten
- Schüßler-Salz Nr. 6 – Kalium sulfuricum D6, vor dem Mittagessen 2 Tabletten

Einnahmeempfehlung: Die Tabletten im Mund zergehen lassen.
Dauer der Kur: 6–8 Wochen – nach etwa 3 Monaten wiederholen.

Bei Schmerzschüben

Das Tückische an Arthrose ist, dass sie in der Regel mit einer Arthritis, einer Gelenkentzündung, einhergeht, die phasenweise aktiv werden kann, was sich durch sehr heftige Schmerzen an den betroffenen Gelenken zeigt. Sollte eine solche Phase während Ihrer Arthrosekur mit Schüßler-Salzen auftreten, dann nehmen Sie 1–3 Tage lang zusätzlich eine „Heiße 7/11".

Kur für starke Venen

Wenn Sie zu Venenschwäche neigen, dann werden Sie diese durch die Kur nicht in 2 Monaten los. Sie können durch diese Kur, wenn Sie diese immer wieder wiederholen, Ihre Venen allmählich kräftigen. Achten Sie darauf, Ihre Beine ständig in Bewegung zu halten, vor allem bei längeren, Auto- oder Zugfahrten und bei Flügen – auch, wenn Sie eine sitzende Tätigkeit ausüben. Leichte Pumpbewegungen im Sitzen durch Wippen mit den Füssen, reichen hier schon völlig aus. Auch Wechselbäder und „Kneippen" sind hervorragend.

Nr. 2 Calcium phosphoricum – das Knochensalz

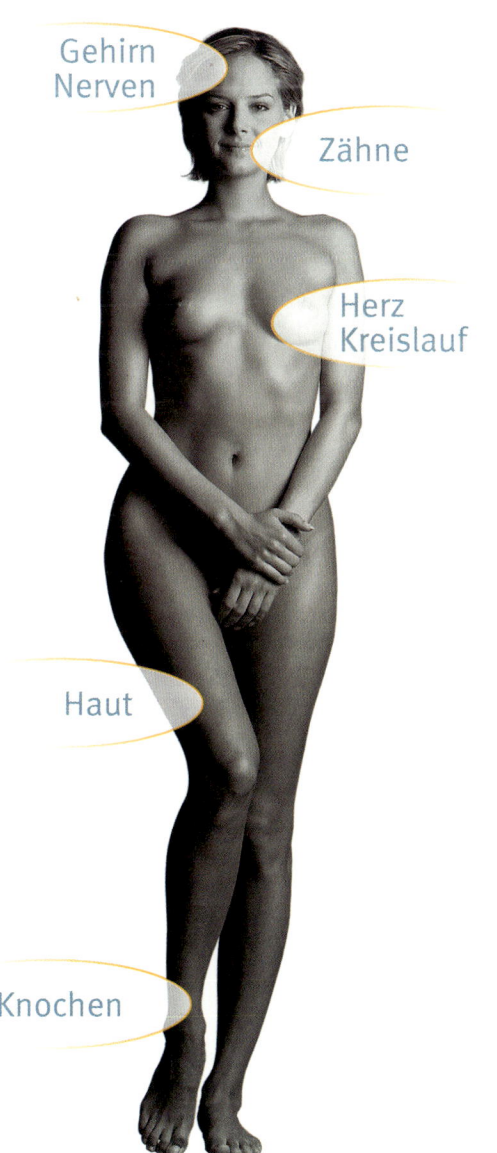

Gehirn
Nerven

Zähne

Herz
Kreislauf

Haut

Knochen

Calcium phosphoricum ist das Schüßler-Salz Nr. 2. Als Hauptbestandteil in den Knochen wirkt Calcium phosphoricum immer dann, wenn es um Knochenaufbau und um den Erhalt von Knochensubstanz im Wachstum, in der Schwangerschaft, bei Osteoporose und bei Knochenbrüchen geht. Wichtig ist dieses Salz auch für die Zähne. Dieses Salz wirkt aber auch auf das Nervensystem und auf den Kreislauf. Synonyme: Calciumphosphat, phosphorsaurer Kalk. Chemische Formel $CaHPO_4 \times 2\ H_2O$. Die Regelpotenz ist D6.

Calciumphosphat ist das häufigste Mineralsalz im menschlichen Körper: Etwa 1 kg tragen wir mit uns herum – allein in den Knochen und in den Zähnen finden sich 99 % davon. Unsere Knochen bestehen zu 85 % aus Calciumphosphat, zu 10 % aus Calciumcarbonat und zu geringen Teilen aus Magnesium, Fluorid und anderen Mineralien. Damit wird die Bedeutung dieses Salzes für Knochen und Zähne klar. So findet dieses Schüßler-Salz Verwendung bei Störungen der Zahn- und Knochenbildung und zur Regeneration von Knochenbrü-

chen. Auch zur Osteoporoseprophylaxe ist es zusammen mit Nr. 1 (Calciumfluorat) und Nr. 11 (Silicea) unverzichtbar. Die Wirkung des zweiten Schüßler-Salzes erstreckt sich aber nicht nur auf Knochen und Zähne. Calciumphosphat ist eine Substanz, die sich auf den gesamten Stoffwechsel und auf den Säure-Basen-Haushalt auswirkt. Wie alle Phosphate wirkt auch Calciumphosphat auf das Nervensystem – besonders auf das Reizleitungssystem des Herzens. Phosphor ist Bestandteil von Lecithin – eine für Nerven- und

WISSEN

Hier wirkt Schüßler-Salz Nr. 2

Schüßler-Salz Nr. 2 wird verwendet bei Störungen der Zahn- und Knochenbildung, zur Regeneration von Knochenbrüchen sowie zur Osteoporoseprophylaxe (Kur s. Seite 44).

Hauptwirkungen

Das Salz der Extreme: wirkt auf die härteste Substanz im Körper – die Knochen – und auf die empfindlichste – die Nerven. Hilft immer dann, wenn man zu extremen Reaktionen neigt.

Tabletten

- Knochenbrüche
- Osteoporose
- schwaches Knochensystem, Wachstumsschmerzen
- Taubheitsgefühl, Ameisenlaufen, Restless Legs
- Herzrhythmusstörungen

- Schlafstörungen (wenn Nr. 5 nicht hilft)
- Blasenschwäche
- Krämpfe und Schmerzen, die durch Anämien bedingt sind
- Blutungsneigung (s. auch Schüßler-Salz Nr. 3)
- Narben (bei verhärtetem Narbengewebe hilft Salz Nr. 1)
- allergische Sofortreaktionen, Nesselsucht (Urtikaria)
- bei allergischen Reaktionen auf Insektenstiche

Salbe

- Wachstumsschmerzen
- zur Förderung der Heilung bei Knochenbrüchen
- Knochenhautreizungen
- Hautjucken bei älteren Menschen (s. auch Salz Nr. 6)
- nicht verhärtete Narben (bei verhärteten Narben Salbe Nr. 1)

Gehirntätigkeit wichtige Substanz. Auch für die Muskelarbeit ist Phosphor wichtig. Schüßler-Salz Nr. 2 stabilisiert auch die Zellmembranen und wirkt bei allergischen Sofortreaktionen und bei pseudoallergischen Phänomenen wie Nesselsucht.

Das kann Ihnen auffallen

- Bleiches, wachsartiges Gesicht
- Zunge kann pelzig sein, mit dickem, weißem Belag und süßlichem Geschmacksempfinden
- weiße Flecken an den Zähnen und auf den Nägeln, durchsichtige Zähne, helle Zahnspitzen
- alle Absonderungen nässend, weiß, wie rohes Eiweiß, mild; auch weißgelbe Krusten sind möglich

Das pelzige Zungengefühl ist ein sicheres Zeichen bei akutem Bedarf an Schüßler-Salz Nr. 2

Seelische Ebene

Auf der seelischen Ebene findet sich hier ein ähnliches Bild wie bei Calcium fluoratum, nur viel extremer. Da Calciumsalze in erster Linie für die Festigkeit des Menschen sorgen, mangelt es bei Calciumstoffwechselstörungen immer an Stabilität, was sich bei den betroffenen Menschen in Form von Ängsten ausdrückt. Angst, auch Existenzangst, ist bei Calciumphosphat stärker ausgeprägt, denn durch den Phosphatanteil ist hier das Nerven- und Muskelsystem in Mitleidenschaft gezogen,

was zu Verkrampfungen führen kann – im Extremfall so sehr, dass man sich dauernd bedroht fühlt und sich kaum auf entspannende Situationen einlassen kann.

Auch hier steht das mangelnde Vertrauen in das Leben im Vordergrund, das man nicht durch die alleinige Einnahme von Schüßler-Salz Nr. 2 zurückgewinnen kann. Solche Vertrauensverluste sind meist jahrzehntelang angelegte Familienthemen, die unter anderem durch die Lebensführung in der eigenen Familie entstehen. Vertrauen in das Leben können Sie wiedergewinnen, indem Sie sich ständig die Rhythmen des Lebens vergegenwärtigt und sie in Ihr Leben einbauen. Am einfachsten geht das, indem Sie sich an einen geordneten Tagesablauf halten: regelmäßige Essenszeiten, regelmäßige und ausreichende Ruhezeiten. Spaziergänge in der Natur und Beobachtung der jahreszeitlichen Vorgänge in der Natur schärfen den Blick für den uns umgebenden Rhythmus.

Einnahme

Dieses Salz wird wie die Nr. 1 meist als Kur zur Regeneration, zum Aufbau oder zur Osteoporosebehandlung verwendet, was die Einnahme über mehrere Wochen oder Monate erfordert. Auch zur Behandlung von Allergien reicht eine kurzzeitige Einnahme selten aus.

Dosierung: 3 Monate lang 3-mal täglich 1 Tablette vor den Mahlzeiten im Mund zergehen lassen. Danach 6 Wochen Pause, dann wieder 3 Monate lang 3-mal täglich 1 Tablette einnehmen.

WISSEN

Cola und Käse machen die Knochen weich

Knochen bestehen überwiegend aus Calciumphosphat. Doch ein hoher Phosphatanteil in der Nahrung, z. B. in Cola, Cola light und Wurstwaren, wirkt sich negativ auf die Knochen aus, denn er verschiebt die Bilanz von Phosphat und Calcium. Um das Gleichgewicht wiederherzustellen, wird dem Knochen Calcium entzogen. Dass Käse, obwohl er calciumreich ist, den Knochen schadet, liegt am tierischen Eiweiß.

Prof. Dr. Thomas Remer vom Forschungsinstitut für Kinderernährung bringt es auf den Punkt: „Harter Käse – weicher Knochen!" In Käse ist sowohl Calcium als auch tierisches Eiweiß enthalten. Diese Kombination führt zu einer vermehrten Calciumausscheidung über den Urin – auch das beschleunigt den Knochenabbau. Starke Knochen gibt es bei Basen bildender Ernährung mit viel Obst und Gemüse – und mit täglicher Bewegung.

Anwendungsgebiete von Schüßler-Salz Nr. 2

Schüßler-Salz Nr. 2 – Calcium phosphoricum ist Bestandteil einer Kur für die Schwangerschaft und Stillzeit, einer Kur gegen Blasenschwäche und einer Kur zur Vorbeugung und Behandlung von Osteoporose. Alle Kuren zielen in ihrer Kombination auf die besonderen Bedürfnisse des Körpers in den jeweiligen Lebenssituationen ab. Auch bei Allergien leistet es gute Dienste.

Schüßler-Salz Nr. 2 gegen allergische Sofortreaktionen

Schüßler-Salz Nr. 2 als Calciumsalz ist auch ein wichtiges Salz zur besseren Gefäßabdichtung bei allergischen Sofortreaktionen, die mit Quaddelbildung (Nesselsucht/Urtikaria), aber auch mit Kreislaufreaktionen einhergehen. So ist dieses Salz immer dann bei allergischen Reaktionen hilfreich, wenn die Situation bei Allergenkontakt schnell eskaliert. Dies kann eine Reaktion auf Arzneimittel oder auf Duftstoffe sein – typisch für solche Eskalationen sind Allergien auf Insektenstiche, beispielsweise auf Bienenstiche.

Wenn Sie wissen, dass Sie eine solche Allergie haben, dann hat Ihnen Ihr Arzt sicher ein Notfallset gegeben. Wenn Sie vorbeugend etwas tun wollen, dann können Sie in der „Draußen-Jahreszeit" morgens 2 Tabletten Schüßler-Salz Nr. 2 D6 einnehmen – das ersetzt nicht das Notfallset, stabilisiert aber die Gefäße, wenn Sie das Salz über mehrere Wochen einnehmen. Wenn Sie nur hin und wieder besonders heftig auf Insektenstiche reagieren, dann empfehle ich, nach dem Stich eine „Heiße 2/3" einzunehmen (siehe Kasten rechts).

Kur zur Vorbeugung und Behandlung von Osteoporose

Mit Schüßler-Salzen können Sie frühzeitig gegen die viel gefürchtete Osteoporose vorbeugen, sodass Sie sie erst gar nicht bekommen. Die hier vorgeschlagene Osteoporose-Kur eignet sich übrigens auch sehr gut zur Nachbehandlung von Knochenbrüchen und zur Behandlung von Wachstumsstörungen. Sie empfiehlt sich auch dann, wenn Sie schon Osteoporose haben – selbst in fortgeschrittenen Stadien, unterstützend zu anderen Medikamenten. Ihre vom Arzt verwendeten Calciumpräparate oder Bisphosphonate stören die Schüßler-Kur nicht und umgekehrt auch nicht. Im Gegenteil: Die Schüßler-Salze sorgen durch ihre potenzierte Darreichungsform dafür, dass der Knochenstoffwechsel sich wieder normalisiert und die Calcium- und Phosphataufnahme angeregt wird. Die Bisphosphonate können so besser wirken.

Zusätzliche Empfehlungen

Es gibt genau zwei Dinge, die Sie vor Osteoporose schützen: viel Bewegung und basenreiche Ernährung. Das ist inzwischen von zahlreichen Studien belegt worden.

- Achten Sie darauf, dass jeden Tag Obst, Salat, frische Kräuter, Samen, Keimlinge und Gemüse auf den Tisch kommen.
- Planen Sie jeden Tag 45–60 Minuten körperliche Bewegung ein, bei der wirklich alle Körperteile bewegt werden. Bewegung und eine vitaminreiche Ernährung sind die beste Vorbeugung gegen Osteoporose!
- Rauchen Sie nicht – Rauchen fördert Osteoporose!

Kur für Schwangerschaft und Stillzeit

Auch in dieser Kur geht es um den optimalen Knochenaufbau. Zu dieser Kur gehört auch das Schüßler-Salz Nr. 3 – Ferrum phosphoricum, denn nicht nur der Knochenaufbau muss funktionieren, auch der Blutaufbau. Ein „normales" Eisenpräparat vom Arzt kann bei guter Verträglichkeit dazu genommen werden. Meine eigene Erfahrung in meiner zweiten Schwangerschaft war die, dass mein Eisenwert (der Referenzwert Hb) erst nach mehrwöchiger Einnahme von Ferrum phosphoricum wieder in die Höhe ging –ohne zusätzliche Eisenpräparate. Auch bei dieser Kur spielen die Bänder- und bindegewebsfestigenden Salze Nr. 1 und Nr. 11 die Hauptrollen. Da diese Kur sehr lange dauert – je nach Länge der Stillzeit bis zu eineinhalb Jahren –, empfehle ich hier, während der Kur

PRAXIS

Allergische Sofortreaktionen

„Heiße 2/3": Lösen Sie 5 Tabletten Schüßler-Salz Nr. 2 – Calcium phosphoricum D6 und 5 Tabletten Schüßler-Salz Nr. 3 – Ferrum phosphoricum D12 zusammen in einem Glas heißem Wasser auf und nehmen Sie die Lösung schluckweise ein. Lassen Sie dabei die Lösung immer erst ein wenig im Mund, bevor Sie sie trinken. Die „Heiße 2/3" können Sie bei Bedarf am nächsten Tag noch einmal wiederholen.

die Potenzen zu wechseln, damit der Effekt erhalten bleibt.

Kur gegen Blasenschwäche

Blasenschwäche tritt besonders häufig bei Frauen auf, wenn sie mehrere Kinder geboren haben. Die übermäßige Strapazierung der Bänder während den Schwangerschaften und die nachlassende Elastizität der Bänder und Sehnen ab dem 40. Lebensjahr verlangen viel Beckenbodentraining und Unterstützung mit Schüßler-Salzen. Diese Kur hilft auch bei Stuhlinkontinenz, ein Problem älterer Menschen.

PRAXIS

Osteoporose-Kur

- Schüßler-Salz Nr. 1 – Calcium fluoratum D12 morgens 2 Tabletten
- Schüßler-Salz Nr. 11 – Silicea D12 morgens 2 Tabletten
- Schüßler-Salz Nr. 2 – Calcium phosphoricum D6 abends 2 Tabletten

Einnahmeempfehlung: Die Tabletten jeweils vor den Mahlzeiten im Mund zergehen lassen.
Dauer der Kur: 3 Monate – danach 6–8 Wochen Pause, dann wiederholen.

Kur für Schwangerschaft und Stillzeit

- Schüßler-Salz Nr. 1 – Calcium fluoratum D12 morgens 2 Tabletten
- Schüßler-Salz Nr. 11 – Silicea D12 morgens 2 Tabletten
- Schüßler-Salz Nr. 3 – Ferrum phosphoricum D12 mittags 2 Tabletten
- Schüßler-Salz Nr. 2 – Calcium phosphoricum D12 abends 2 Tabletten

Einnahmeempfehlung: Die Tabletten vor den Mahlzeiten im Mund zergehen lassen.
Dauer der Kur: Während der gesamten Schwangerschaft und Stillzeit.
Potenzwechsel: Da diese Kur je nach Stillzeit sehr lange dauert, empfehle ich, ab der Mitte der Schwangerschaft die Salze in der Potenz D6 einzunehmen und nach den ersten 3 Stillmonaten zur Potenz D3 zu wechseln. So wird die Aufnahmefähigkeit über diesen langen Zeitraum gewährleistet.

Blasenschwäche-Kur

Schüßler-Salz Nr. 1 – Calcium fluoratum D12, morgens 2 Tabletten
Schüßler-Salz Nr. 11 – Silicea) D12, morgens 2 Tabletten
Schüßler-Salz Nr. 5 – Kalium phosphoricum D6, abends 2 Tabletten

Einnahmeempfehlung: Die Tabletten vor den Mahlzeiten im Mund zergehen lassen.
Dauer der Kur: 3 Monate – danach 4 Wochen Pause, dann wiederholen.

Osteoporose
muss nicht sein!

Durch seine Bindung an Calcium befinden sich 85 % des Phosphors in Knochen und Zähnen. Und hier trägt ein gestörter Phosphorhaushalt wesentlich zur Entstehung von Osteoporose bei. Um das zu verstehen, ist es sinnvoll, sich den Knochenstoffwechsel einmal zu vergegenwärtigen.

Unsere Knochen unterliegen einer ständigen Veränderung – es gibt knochenaufbauende und knochenabbauende Zellen, die sich normalerweise in einem Gleichgewicht befinden und die unsere Knochen „fit" halten. So werden verbrauchte Knochenzellen entsorgt und neue bereitgestellt. In der Jugend überwiegen die aufbauenden Zellen – je älter wir werden, umso mehr überwiegen die abbauenden Zellen. Wenn wir durch vitalstoffreiche Ernährung und viel Bewegung unseren Stoffwechsel in Schwung halten, verlangsamen wir dadurch die natürlichen Alterungsprozesse.

Zur Osteoporose kommt es, wenn die abbauenden Knochenveränderungen unverhältnismäßig das Übergewicht bekommen. Es kommt dadurch zu einem Verlust der Knochenstruktur und der Knochenmasse. Dadurch erhöht sich das Risiko, einen Knochenbruch zu erleiden.

Bisher ging man davon aus, dass der Knochenstoffwechsel im Wesentlichen auf das Vorhandensein von Calcium angewiesen ist, und im Laufe der Zeit hat sich die Milch als die allein selig machende Calciumversorgerin etabliert. Auch die Hormone mischen mit – altersbedingt sinkt der Östrogenspiegel bei Frauen, was den Knochenabbau fördert – daher hört die Diskussion um Gefahr und Nutzen einer Hormonersatztherapie nicht auf.

Welche Bedeutung haben die Phosphate?

Mittlerweile weiß man, dass vor allem den Phosphaten eine entscheidende Rolle beim Knochenstoffwechsel zukommt. Neben ihrer knochen- und zahnaufbauenden Wirkung erfüllen sie wichtige Pufferfunktionen im Blut. Blut („ein ganz besonderer Saft") erfüllt die wichtigsten lebensnotwendigen Funktionen und benötigt dafür einen sehr stabilen pH-Wert (das ist ein Maß für den Säure-Basen-Haushalt). Um dies zu gewährleisten, gibt es 4 verschiedene Blutpuffer, unter anderem den Phosphatpuffer. So werden überschüssige Säuren, die durch Fehlernährung, Bewegungsmangel und Stress in das Blut gelangen, unschädlich gemacht.

Jedoch wird durch unsere heutige Lebensweise mit viel bequemer Fertigkost und zu wenig Bewegung das „Zuviel" an Säuren im Körper leider sehr gefördert. Was passiert in einem solchen Fall? Je mehr überschüssige Säuren vorhanden sind, umso mehr Phosphatpuffer braucht das Blut, um diese Säuren abzufangen (s. Kasten auf Seite 42).

Übersäuerung macht die Knochen weich

Die größte Menge an Phosphaten findet sich, gebunden an Calciumphosphat, im Knochen. Calciumphosphat ist aber genau die Substanz, die der Knochen für seine Härtung und Struktur braucht. Es ist im Knochen in Form von größeren Apatitkristallen eingelagert, die bei chronischer Übersäuerung aufgelöst werden und sowohl die Phosphate als auch das Calcium freisetzen. Während die Phosphate nun die Säuren im Blut abfangen, wird das Calcium über die Nieren ausgeschieden, denn es hat keinen „Bindungspartner" mehr. Das erklärt, warum bei Osteoporose sowohl ein Calcium- als auch ein Phosphatmangel vorliegen. Der auf diese Art entkalkte Knochen verliert an Substanz: Übersäuerung macht also die Knochen weich und brüchig. Die immer noch übliche Milchempfehlung ist also auch aus diesem Blickwinkel falsch, denn der Verzehr von Milch- und Milchprodukten treibt die Übersäuerung des Körpers noch voran.

Basen sind wichtig!

Einer Untersuchung der University of California zufolge beugen pflanzliche Lebensmittel (meist Basenbildner) dem Knochenschwund besser vor als tierische. Hier möchte ich auf meine Bücher zum Thema „Basenfasten" hinweisen, in denen die vielen Vorteile für die Gesundheit durch überwiegend Obst und Gemüse auf dem täglichen Speiseplan beschrieben sind.
Auch in Bezug auf die optimale Mineralienversorgung ist eine vitalstoffreiche Ernährung wichtig, denn eine dauerhafte Fehlernährung führt nicht nur zu einem Mangel an Mineralstoffen, sondern auch zu einer Störung des Zellstoffwechsels, wie Dr. Schüßler es schon vor über 130 Jahren beschrieben hat. Ist der Zellstoffwechsel gestört, können Mineralien auch dann, wenn sie zusätzlich in Tablettenform aufgenommen werden, nicht oder nur teilweise an ihren Wirkungsort gelangen. Das macht die Verwendung der Schüßler-Salze für uns so wichtig.
Besonders die Beeinflussung des Calciumphosphat-Stoffwechsels durch das Schüßler-Salz Nr. 2 gewinnt an Bedeutung, gehört die Osteoporose doch mittlerweile zu den 10 Krankheiten in Deutschland mit den höchsten Therapiekosten – ganz zu schweigen vom persönlichen Leiden, das sie verursacht.

Nr. 3 Ferrum phosphoricum – für das Immunsystem

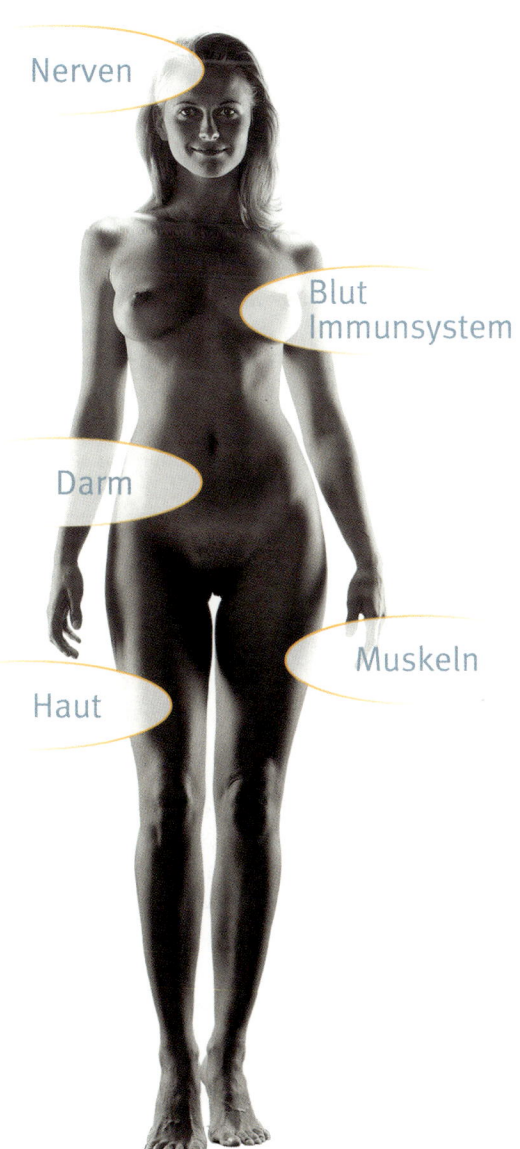

Nerven

Blut
Immunsystem

Darm

Muskeln

Haut

Ferrum phosphoricum ist das Schüßler-Salz Nr. 3. Es ist das Hauptmittel für das Immunsystem und das Mittel für das erste Entzündungsstadium. Es ist somit eines der wichtigsten Akutmittel in der Biochemie. Es ist ein Kraft und Energie gebendes Schüßler-Salz, sowohl körperlich zur Leistungssteigerung bei Sport als auch seelisch zur Antriebssteigerung. Synonyme: Eisenphosphat, phosphorsaures Eisen. Chemische Formel $FePO_4 \times 8\,H_2O$. Die Regelpotenz ist D12.

Eisen findet sich in allen Körperzellen, besonders aber im Blut und in den Muskelzellen. In den Muskelzellen kommt es als Eisenphosphat vor, weshalb Dr. Schüßler Eisen in Form von Eisenphosphat zur Therapie einsetzte. Im Muskel unterstützt es die Sauerstoffspeicherung, verbessert die Energieübertragung und alle Stoffwechselfunktionen.

Eisenphosphat ist ein vielseitig einsetzbares Schüßler-Salz. Wegen seiner entzündungshemmenden Wirkung und seiner Wirkung auf das Immunsystem sowie bei Verbrennungen und Verletzungen gehört es in jeden Haushalt, in dem Kinder wohnen. Wenn Sie gerade erst anfangen, sich mit Schüßler-Salzen zu beschäftigen, dann kommen Ihnen die Eigenschaften dieses Salzes sehr entgegen, denn es wirkt schnell und ist sehr vielseitig als Hausmittel im Alltag verwendbar. So reichen bei akuten Infekten oft wenige Gaben über 1 oder 2 Tage aus, um den Körper wieder umzustimmen und die Symptome loszuwerden. Eisenphosphat gehört zu den Akut-, ja sogar Notfallmitteln in der Biochemie. Es hilft immer dann, wenn Krankheitssymptome plötzlich und sehr heftig auftreten.

WISSEN

Hier wirkt Schüßler-Salz Nr. 3

Dieses Salz ist das Hauptmittel für das Immunsystem. Es wirkt zudem auf Nerven, Muskeln und die Haut.

Hauptwirkungen

Es ist das „Red Bull" der Schüßler-Salze: Es verleiht Immunsystem, Blut, Muskeln und Nervensystem jede Menge Energie – auf gesunde und nachhaltige Weise.

Tabletten

- Entzündungen im Anfangsstadium, erhöhte Temperatur, Fieber bis 39 °C
- Eisenmangelanämie
- Störung des Immunsystems, Abwehrschwäche, Infektanfälligkeit (nicht bei chronischen Infekten – s. Seiten 66)
- allgemeine Erschöpfung mit Blässe (durch Stress, geistige Überforderung, Schlafmangel)

- Konzentrationsmangel (z. B. ADS-Kinder, s. Seite 53)
- Verletzungen, Hautabschürfungen, Quetschungen, Schnittwunden (nicht als Salbe)
- Insektenstiche
- Blutungen, Nasenbluten, Neigung zu Blutergüssen
- Durchblutungsstörungen
- Verbrennungen ersten Grades, Sonnenbrand
- Muskelkater
- Verstopfung/Durchfall

Salbe

- Wirbelsäulen-, Muskel- und Gliederschmerzen
- Verbrennungen ersten Grades
- Insektenstiche
- akute Gelenkentzündungen, Quetschungen, Prellungen

Das kann Ihnen auffallen

- Sehr typisch sind dunkelblaue bis blau-
schwarze Schatten („Ferrumschatten")
an der Nasenwurzel.
- Auf den Wangen und an den Ohren fällt
hingegen oft die „Ferrumröte" wie Fie-
berröte auf; die geröteten Stellen sind
warm bis heiß.
- Ferrum-Menschen können aber auch
sehr blass und zierlich sein.
- Längs- und Querrillen auf den Nägeln.
- Die Zunge ist spiegelglatt, ohne Belag
und glänzend, meist sehr rot.
- Es gibt keine Absonderungen wie
Schleim oder Eiter.

Seelische Ebene

Es gibt zwei Arten von Ferrum-Menschen,
die sich als zwei Extreme darstellen:
- Der blutarme, fast unscheinbare, er-
schöpfte Mensch, der durch seine Blässe
und die dunklen Schatten an der Augeninnenseite auffällt.
- Der völlig überdrehte, aufbrausende
Mensch, der gerne überall aneckt und
recht ichbezogen ist – der Choleriker.

Die Ferrumröte und der Ferrumschatten
können in akuten Fällen bei beiden Typen
auftreten. Entscheidend für den Bedarf an
diesem Salz ist aber immer eine saubere,
glänzende Zunge ohne jeden Belag.

Dem blassen Ferrum-Menschen mangelt
es meist an Durchsetzungskraft, obwohl
er sehr genau weiß, was er will und wie
er das erreichen kann – es fehlt ihm aber
einfach die Kraft. Solche Menschen fallen

selten unangenehm auf. Für den Betreffenden selbst ist es unangenehm, denn er will
eigentlich viel erreichen im Leben, wäre er
nur nicht so müde und könnte sich besser
konzentrieren. Der aufbrausende Ferrum-
Mensch fällt schon eher auf, allein durch
seine poltrige und wilde Art. Er ist im
Grunde ein Choleriker, der sich gerne wie
Rumpelstilzchen benimmt, wenn er nicht
sofort bekommt, was er will. Das Thema,
um das es hier geht, ist „Wille" oder besser
„Willensbildung". Der Wille ist beim Fer-
rum-phosphoricum-Mensch immer stark
ausgeprägt und unterliegt, je nach Art der
Störung, Schwankungen. So ist Schüßler-
Salz Nr. 3 auch bei pubertätsbedingten
„Durchhängern" in der Schule ein wirksa-
mes Mittel. Es gibt auch Menschen, die – je
nach Lebenssituation – vom einen in das
andere Ferrum-Extrem fallen.

Einnahme

Die Dosierung des 3. Schüßler-Salzes
hängt davon ab, ob es sich um einen
akuten oder um einen chronischen Be-
handlungsansatz handelt.

Im akuten Fall: Alle 15–30 Minuten 1 Tablette im Mund zergehen lassen, bis die
Symptome – z. B. Fieber – abklingen.
Nach Abklingen der Akutsymptome
können Sie noch 1–2 Tage 3-mal täglich
1 Tablette einnehmen, bis kein Krank-
heitsgefühl mehr da ist.

In chronischen Fällen: 3-mal täglich vor
den Mahlzeiten 1–2 Tabletten im Mund
zergehen lassen (z. B. bei Eisenmangelanämie).

WISSEN

So decken Sie Ihren Eisenbedarf

Um den täglichen Eisenbedarf zu decken, werden derzeit für Jugendliche und Erwachsene 10–12 mg pro Tag empfohlen. Einen höheren Bedarf gibt es in der Schwangerschaft und Stillzeit sowie nach Blutverlusten. Seit einigen Jahren ist in wissenschaftlichen Kreisen auch die gesundheitsschädliche Wirkung auf Gefäße sowie auf Herz und Kreislauf im Gespräch. Eisenreich sind Fleisch- und Wurstwaren – pflanzliche Lebensmittel haben aber auch jede Menge Eisen zu bieten. So decken 25 g Petersilie den Tagesbedarf! Besonders eisenreich sind: Aprikosen, Brennnessel, Brunnenkresse, Gartenkresse, getrocknete Pilze, grüne Bohnen, Kichererbsen, Kürbis, Kürbiskerne, Leinsamen, Petersilie, Pfifferlinge, Pfirsich, Sauerampfer, Sesam, Sonnenblumenkerne, Steinpilze, Thymian, Trüffel, Zuckerschoten. Übrigens: Vitamin C verbessert die Eisenaufnahme.

Anwendungsgebiete von Schüßler-Salz Nr. 3

Schüßler-Salz Nr. 3 – Ferrum phosphoricum ist Ihnen bereits in der Kur für Schwangerschaft und Stillzeit begegnet (Seite 42). Es ist zudem Bestandteil der Sportler-Kur (Seite 77) und darf selbstverständlich nicht in einer Kur zur Stärkung der Abwehrkräfte fehlen. Auch bei einem akuten Infekt, gegen Eisenmangel und ADS können Sie es einsetzen.

Ferrum phosphoricum – das Salz für das erste Entzündungsstadium

Die meisten entzündlichen Krankheiten wie Infekte oder Gelenkentzündungen beginnen mit dem ersten Entzündungsstadium – zumindest sollte es so sein. Dabei reagiert der Körper auf einen Reiz oder auf einen Fremdkörper, beispielsweise einen bakteriellen Erreger. Ein echter akuter grippaler Infekt kommt eigentlich nur noch bei Kindern vor, und auch hier nicht bei allen. Typische Symptome sind:

- Rötung (Wangen, Ohren)
- erhöhte Körpertemperatur oder Fieber bis 39 °C
- Schmerzen (Gliederschmerzen)
- Schwellung (z. B. der Nasenschleimhäute)
- eingeschränkte körperliche Funktionen (verminderte Leistungsfähigkeit, verstopfte Nase)
- Zunge: ohne Belag, rot und glänzend

Durch diese Reaktionen versucht der Körper, den Reiz oder den Fremdkörper wieder loszuwerden. Eigentlich sollte er das ganz allein ohne unsere Hilfe schaffen, aber wir können ihm dabei helfen: Wenn Sie bei einem beginnenden Infekt Fieber entwickeln, unterstützen Sie Ihre Selbstheilungskräfte durch Ruhe und mehrere

Gaben von Schüßler-Salz Nr. 3. Durch Ruhe und Schonung – Fremdwörter in der heutigen Zeit – erholt sich der Körper langsam wieder von der Abwehrarbeit.

Fieber beschleunigt den Stoffwechsel und wehrt Eindringlinge ab. Das bedeutet nun nicht, dass man Fieber nicht behandeln soll – das wäre gefährlich. Es ist aber auch gefährlich, Fieber einfach zu senken, weil Sie damit die körpereigenen Heilvorgänge unterbinden. Wenn Sie ein anfängliches Fieber mit Schüßler-Salz Nr. 3 behandeln, muss dieses Fieber innerhalb der nächsten 2 Tage weg sein. Ist das nicht der Fall, müssen Sie sofort zu einem Arzt gehen!

Kur gegen Infektanfälligkeit

Infektanfälligkeiten haben im Wesentlichen 2 Ursachen: Entweder Sie haben wirklich ein schwaches Immunsystem – dann sind Sie ein phosphat- oder silicea-betonter Nerventyp, dessen Immunsystem bei zu viel Stress lahmgelegt wird. Dann stärkt diese Kur Ihr Nerven- und Immunsystem. Vielleicht sind Sie aber auch verschlackt, weil Sie zu gut und zu viel essen und trinken und sich zu wenig bewegen. In diesem Fall sind Sie wohl ein sulfatbetonter Powertyp oder ein chloridbetonter Gefühlstyp – hier helfen oft schon eine Ernährungsumstellung oder eine Woche Basenfasten und einige Saunagänge, um wieder fit zu werden (oder eine Detox-Kur, s. Seite 109). Wenn Sie noch nicht wissen, was für ein Typ Sie sind, dann lesen Sie die Typenbeschreibungen ab Seite 22 und machen Sie den Test ab Seite 129.

Die Kur sollten Sie beginnen, sobald der Herbst sich ankündigt. Menschen mit schwachem Immunsystem sind meist in der feucht-kalten Jahreszeit besonders krankheitsanfällig. Sie können diese Kur aber auch gegen Ende des Winters machen, wenn Sie das Gefühl haben, dass Ihr Immunsystem die letzten Wochen des Winters nicht mehr durchhält.

Zusätzliche Empfehlungen

Wenn Sie zu Infekten neigen und eine „Frierkatze" sind, sollten Sie in der kalten Jahreszeit die Wurzelgemüse wie Karotten, Petersilienwurzeln, Pastinaken, Navets-Rübchen und Rote Bete bevorzugen. Kühlende Lebensmittel wie Zitrusfrüchte, Tomaten, Paprika und Beeren sollten Sie meiden. Täglich Bewegung an der frischen Luft, Wechselduschen und morgens ein Glas heißes Wasser mit 2–3 hauchdünnen Scheiben frischem Ingwer stärken die Abwehr ebenfalls. Auch zweimal pro Woche ein Saunagang aktiviert das Immunsystem und stärkt den Kreislauf

Schüßler-Salz Nr. 3 gegen Eisenmangel

Das Salz Nr. 3 hat aber auch eine andere Wirkseite, die tief in chronische Prozesse hineinreicht und eine längere Einnahmezeit voraussetzt. So ist dieses Salz ein echter Ersatz für die üblichen Eisentabletten, selbst wenn der Eisenmangel schon lange besteht. Denn durch seine potenzierte Darreichungsform als D3, D6 oder D12 bewirkt das Eisenphosphat eine Verbesserung der Eisenaufnahme. Das macht es

PRAXIS

Kur zur Abwehrstärkung

- Schüßler-Salz Nr. 3 – Ferrum phosphoricum D12: morgens 2 Tabletten
- Schüßler-Salz Nr. 7 – Magnesium phosphoricum D6, morgens 2 Tabletten
- Schüßler-Salz Nr. 11 –Silicea D12 abends 2 Tabletten

Einnahmeempfehlung: Vor den Mahlzeiten im Mund zergehen lassen.
Dauer der Kur: 4–6 Wochen.

Kur gegen Eisenmangel

- Schüßler-Salz Nr. 3 D 3 – morgens 2 Tabletten
- Schüßler-Salz Nr. 3 D 6 – vormittags 2 Tabletten
- Schüßler-Salz Nr. 3 D 12 – vor dem Mittagsessen 2 Tabletten

Einnahmeempfehlung: Die Tabletten im Mund zergehen lassen.
Dauer der Kur: 8–12 Wochen, evtl. nach einigen Monaten wiederholen.

Kur gegen ADS (Zappelphilipp)

- Erwachsene: vor Frühstück und Mittagessen je 3 Tabletten
- Kinder über 6 Jahren: vor Frühstück und Mittagessen je 2 Tabletten
- Kinder unter 6 Jahren: vor Frühstück und Mittagessen je 1 Tablette

Einnahmeempfehlung: Die Tabletten im Mund zergehen lassen.
Dauer der Kur: Mindestens 3 Monate, bei Bedarf 2- bis 3-mal pro Jahr wiederholen

---

zu einem „Muss" in der Schwangerschaft und nach der Geburt. Im Gegensatz zu den handelsüblichen Eisenpräparaten führt Eisenphosphat als Schüßler-Salz nicht zu Nebenwirkungen wie Verstopfung und Magenschmerzen.

Die folgende Kur sollten Sie mindestens 8 Wochen, besser 12 Wochen durchführen. Sollte danach der Eisenwert (vom Art bestimmen lassen) noch nicht im Normalbereich sein, dann verlängern Sie um weitere 8 bis 12 Wochen. Je nach Ursache des Eisenmangels empfiehlt es sich, diese Kur nach einigen Monaten noch einmal zu wiederholen, z. B. wenn ungewöhnlich starke Regelblutungen der Grund dafür sind.

Schüßler-Salz Nr. 3 gegen Verbrennungen

Dieses Salz gehört in jede Haus-, aber auch in jede Reiseapotheke, denn es hilft bei vielen akuten Beschwerden, etwa bei Prellungen, Verstauchungen, Insektenstichen, Sonnenbrand und anderen Verbrennungen, aber auch bei Fieber und Durchfall.

Sie sollten Schüßler-Salz Nr. 3 sowohl als Tabletten als auch als Salbe vorrätig haben.

Bei akuten Geschehen, die das Salz Nr. 3 benötigen, empfehle ich immer die „Heiße 3": 10 Tabletten (Kinder 5 Tabletten) Ferrum phosphoricum D12 in einem Glas heißem Wasser aufgelöst langsam schluckweise trinken.

Bei Sonnenbrand oder anderen Verbrennungen sollten Sie sofort die „Heiße 3" nehmen und die Salbe dick auf alle betroffenen Stellen auftragen. Das verhindert die Bildung von Brandblasen und mindert schnell die Schmerzen.

Schüßler-Salz Nr. 3 hilft dem „Zappelphilipp"

Heute weit verbreitet ist das Aufmerksamkeitsdefizitsyndrom (kurz ADS), früher Hyperkinetisches Syndrom genannt. Die Ursachen für diese weit verbreiteten Störungen sind unterschiedlich. Die Ernährungs- und die Lebensweise spielen sicherlich eine große Rolle. Doch neben zu viel Fernsehen, zu wenig Bewegung und vitalstoffarmer Kost kommt auch eine wenig kindgerechte Erziehung als ein Auslöser infrage. Wer an alledem schuld ist, ist zweitrangig. Wichtig ist, wie man diesen Störungen begegnen kann. Eltern können die moderne Welt, die Reizüberflutungen zwangsläufig mit sich bringt, nicht von ihren Kindern fernhalten. Die Einnahme von stark wirksamen Medikamenten ist aber auch keine Lösung. Zum Wohle des Kindes stellen die Salze Nr. 3 und Nr. 5 und bisweilen auch das Salz Nr. 7 eine gesunde Alternative dar. Wenn das Kind dazu in einer Umgebung aufwächst, in der es Raum für seine eigene Entfaltung findet, dann werden andere Medikamente überflüssig.

Der „Zappelphilipp" unter den ADS-Kindern braucht Ferrum phosphoricum, um sich wieder besser konzentrieren zu können. Es gibt aber auch ADS-Kinder, die ruhig sind und deren Konzentrationsfähigkeit nur zeitweilig eingeschränkt ist. Hier liegen die Probleme auf einer anderen seelischen Ebene, und zu diesen Kindern passt besser das Schüßler-Salz Nr. 5, um gegen die Überforderung, die oft durch Reizüberflutung ausgelöst wird, anzukommen. Kinder, die das Schüßler-Salz Nr. 5 benötigen, um sich wieder besser konzentrieren zu können, sind hochsensibel und wenig belastbar. Bei zeitweiliger Reizüberflutung durch stundenlanges Fernsehen oder durch Computerspiele ist das Salz Nr. 7 (Magnesiumphosphat) hilfreich. Alle drei Salze – Nr. 3, Nr. 5 und Nr. 7 – helfen auch gut bei Burnout (s. Kur Seite 65).

Nr. 4 Kalium chloratum –
für Drüsen und Schleimhäute

Kalium chloratum ist das Schüßler-Salz Nr. 4. Es ist neben der Nr. 8 das wichtigste Salz für die Schleimhäute und das Salz für das zweite Entzündungsstadium: wenn das akute Stadium vorbei ist und die Entzündung von Haut, Schleimhaut, Drüsen, Gelenken, Magen usw. chronisch zu werden beginnt. Erkennbar ist dies an weißgrauem Zungenbelag und an der Bildung von Schleim oder Ausfluss. Synonyme: Kaliumchlorid, Kalium muriaticum, Chlorkalium. Chemische Formel KCl. Die Regelpotenz ist D6.

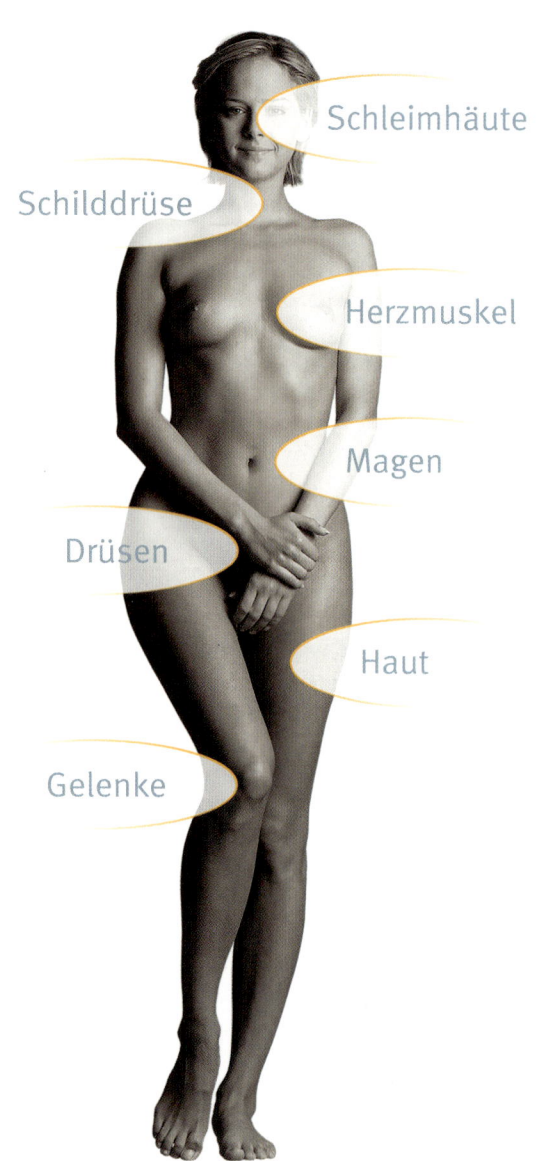

Schleimhäute

Schilddrüse

Herzmuskel

Magen

Drüsen

Haut

Gelenke

54

Kaliumchlorid kommt in fast allen Körperzellen und vor allem in den Blutzellen vor, entfaltet seine Hauptwirkung aber auf den Schleimhäuten und in allen Drüsen. Das Schüßler-Salz Nr. 4 ist das Hauptmittel für das zweite Entzündungsstadium. Da es nicht immer einfach ist zu erkennen, wann ein Krankheitsgeschehen im Begriff ist, chronisch zu werden, merken Sie sich als Anhaltspunkte:

- Bei allen Entzündungsprozessen, die nicht innerhalb von 2 Tagen abklingen, können Sie an die Verwendung von Schüßler-Salz Nr. 4 denken.

- Wenn Sie nicht wissen, ob noch das Salz Nr. 3 oder schon besser das Salz Nr. 4 gegen die Entzündung hilft, können Sie beide Salze auch im Wechsel nehmen.

Hauptmerkmale für den Bedarf an Schüßler-Salz Nr. 4 ist die Bildung von zähem, klebrigem Schleim und eine weißgraue, dick belegte Zunge. Auch bei zähflüssigem Blut, was Durchblutungsstörungen auslöst, und bei Couperose – das sind erweiterte Äderchen – können Sie Kaliumchlorid, aber auch die Salze Nr. 6 und Nr. 10 in Betracht ziehen.

WISSEN

Hier wirkt Schüßler-Salz Nr. 4

Dieses Salz wirkt auf die Haut und die Schleimhäute, auf alle Drüsen, den Magen und die Gelenke.

Hauptwirkungen

Es ist das Salz für das zweite Entzündungsstadium und hilft immer dann, wenn eine entzündliche Erkrankung im Begriff ist, chronisch zu werden.

Tabletten

- Entzündungen der Haut und der Schleimhäute (Magenschleimhautentzündung)
- Entzündungen der Gelenke
- Sehnenscheidenentzündungen
- chronischer Schnupfen mit weißlichem Sekret, Stockschnupfen (ständig verstopfte Nase)
- Couperose (erweiterte Äderchen)

- Durchblutungsstörungen durch zu dickes Blut
- Störungen der Nierenfunktion, unterstützend auch bei Nierenbeckenentzündungen
- Drüsenentzündungen
- Schilddrüsenfunktionsstörungen
- Nachbehandlung von Scharlach und Masern
- Nachbehandlung von Darm- und Scheidenpilzen

Salbe

- Gelenkschmerzen, -entzündungen im zweiten Stadium, Sehnenscheidenentzündungen
- weiche Warzen
- Hautbläschen mit zähflüssigem Inhalt; bei Bläschen mit flüssigem, klarem Inhalt, auch bei Herpes, zuerst an Salz Nr. 8 denken!

WISSEN

So decken Sie Ihren Kaliumbedarf

Der Tagesbedarf an Kalium beträgt für Frauen und Männer 2000 mg pro Tag. Sie müssen aber nicht Fleisch, Fisch, Meeresfrüchte, Milch und Käse essen, um Ihren Kaliumbedarf zu decken. Basenbildner – im Wesentlichen Obst, Gemüse, Kräuter und Nüsse – enthalten auch jede Menge Kalium. 100 g Kalbfleisch enthält sogar etwas weniger Kalium als 100 g Kartoffeln. Und 100 g Camembert enthalten gerade mal 95 mg Kalium – eine große Banane dagegen knapp 670 mg. Folgende Basenbildner enthalten besonders viel Kalium: Trockenobst wie Aprikosen, Datteln oder Feigen, Nüsse und Samen wie Mandeln, Walnüsse, Sonnenblumenkerne oder Sesam, frisches Obst wie Aprikosen, Bananen, Johannisbeeren oder Kiwis, Pilze wie Austernpilze oder Champignons, Gemüse wie Grünkohl, Kürbis, Pastinaken und Spinat, Kräuter wie Petersilie und Kresse. Verwenden Sie beim Kochen wenig Wasser, dann geht weniger Kalium verloren.

Kaliumchlorid ist besonders geeignet zur Nachbehandlung von Infekten und Kinderkrankheiten wie Masern und Scharlach, denn es macht die Schleimhäute widerstandsfähig gegen erneute Entzündungsprozesse. Immer, wenn die Schleimhäute betroffen sind, können Sie die Schüßler-Salze Nr. 4 und Nr. 8 (Natriumchlorid) verwenden. Beide Salze wirken auf die Schleimhäute und auf den Säure-Basen-Haushalt (s. Seite 106). Eng an die Schleimhäute gekoppelt ist die Tätigkeit der Drüsen. Kaliumchlorid ist ein wichtiges Drüsenmittel und hilft auch bei Drüsenentzündungen.

Die Chloride unter den Schüßler-Salzen aktivieren auch die Verdauungsenzyme. Zur Bildung von Salzsäure, die zusammen mit dem Enzym Pepsin für die Eiweißverdauung im Magen zuständig ist, werden Chloride gebraucht, weil sie Bestandteil der Salzsäure sind.

Die beiden Chloride unter den Schüßler-Salzen, Kaliumchlorid und Natriumchlorid, haben eine regulierende Wirkung auf die Kalium-Natrium-Pumpe. Diese Pumpe ist eine Art Mineralstoffschleuse für Natrium und Kalium zwischen Zellen und Bindegewebe. Bei jeder Tätigkeit – sei es eine Muskelbewegung, ein Gedanke oder ein Verdauungsvorgang – wird diese Pumpe aktiviert und sorgt für den angemessenen Stoffaustausch.

Das kann Ihnen auffallen

- Das Gesicht wirkt milchig-bläulich oder milchig-rötlich, besonders um die Augen – wie eine Brille. Man nennt das alabasterartig – wenn Sie von der Sonne gebräunt sind, ist das nur schwer zu erkennen!
- Weißliche Sekrete sind auf den Schleimhäuten erkennbar.

- Die Zunge ist dick weiß bis weiß-grau belegt.
- Absonderungen sind zäh und klebrig, auch nässend, weiß, weißgrau-schleimig, mit kleieartigen Schuppen.

Seelische Ebene

Der typische Kaliumchlorid-Mensch ist wie auch der Natriumchlorid-Mensch sehr emotional. Er erlebt alles sehr intensiv und leidet über die Maßen mit. Die Gefühlsintensität zeigt sich auch darin, dass er förmlich emotional an Menschen und Dingen „klebt" – nicht loslassen kann. Der Prototyp ist die Mutter, die mit ihren Kindern mitleidet und ihre eigenen Bedürfnisse vergisst. Selbst wenn sie krank ist, denkt sie zuerst an ihre Familie und verschleppt dadurch ihre Krankheit. Das zweite Entzündungsstadium hat somit eine seelische Entsprechung: die Vernachlässigung der eigenen seelischen und körperlichen Bedürfnisse. Das heißt nun nicht, dass nur der Kaliumchlorid-Mensch eine Sehnenscheidenentzündung bekommen kann. Jeder von uns durchlebt Phasen, in denen er die eigenen Bedürfnisse hintanstellt. Wenn wir das zu lange tun, überspannen wir den Bogen, und unser Körper reagiert mit einer Entzündung.

Einnahme

Das Salz Nr. 4 liegt in seiner Wirkungszeit zwischen den schnell und den langsam wirkenden Salzen – ist also mittelschnell. Wie schnell es im Einzelfall wirkt, hängt immer davon ab, ob Sie nur dieses eine Gesundheitsproblem haben oder ob sich bei Ihnen noch weitere chronische Beschwerden verstecken.

Dosierung: Im Regelfall nehmen Sie 3-mal täglich 1–2 Tabletten, Kinder je nach Alter und Konstitution weniger. Bei Entzündungen (Magenschleimhaut, Sehnenscheiden) mit 3-mal 2 Tabletten beginnen; nach etwa einer Woche mit 3-mal 1 Tablette noch 2–3 Wochen nachbehandeln. Dies gilt auch für die Nachbehandlung von Infektionserkrankungen. Je nach Dauer der Gesundheitsstörung können Sie individuell entscheiden, ob Sie die Einnahme schon nach 2 Wochen beenden oder die Behandlung noch um eine Woche verlängern.

Anwendungsgebiete von Schüßler-Salz Nr. 4

Schüßler-Salz Nr. 4 – Kalium chloratum finden Sie in der folgenden Heuschnupfen-Kur sowie in einer Kur gegen die Neigung zu Sodbrennen (Seite 87). In beiden Fällen ist dieses Salz Bestandteil der Kur wegen seiner die Schleimhaut schützenden und antientzündlichen Eigenschaft. Außerdem ist es das Salz für das zweite Entzündungsstadium, von entzündeten Augenlidern bis hin zu Zahnfleischentzündungen.

Kalium chloratum – das Salz für das zweite Entzündungsstadium

Egal, ob es sich um einen grippalen Infekt oder um eine entzündliche Erkrankung der Magenschleimhaut, der Gelenke oder der Sehnen handelt – es ist heutzutage leider üblich, beim ersten Aufkeimen von Fieber und anderen Entzündungszeichen Medikamente einzunehmen, die zwar die Symptome bekämpfen, den Körper aber von seiner Heilungsarbeit abhalten. Wenn Sie das immer wieder tun, verschleppen Sie Ihre Entzündungen, und diese beginnen, chronisch zu werden – das zweite Entzündungsstadium beginnt.

Neben dieser unnatürlichen Ursache für das zweite Entzündungsstadium gibt es auch eine natürliche Ursache: Manchmal schafft es der Körper aus eigener Kraft einfach nicht, den Krankheitsreiz oder den Erreger zu besiegen. Dadurch wird die Entzündung ebenfalls verschleppt, und die Krankheit ist im Begriff, sich zu manifestieren und chronisch zu werden. Hier können Sie Ihre Selbstheilungskräfte mit einer 6- bis 8-wöchigen Einnahme von Schüßler-Salz Nr. 4 – 3-mal täglich 1–2 Tabletten – unterstützen.

Zeichen einer verschleppten Entzündung sind:
- Zunge: nicht mehr rein, sondern weißgrau oder gelbbraun belegt
- Nase, Rachen: Abgang von weißem, zähem Schleim
- alle Absonderungen sind weißlich oder gelbbraun
- zunehmender Vitalitätsverlust

Beachten Sie, dass der Übergang vom ersten zum zweiten Entzündungsstadium fließend sein kann. Wenn Sie unsicher sind, dann können Sie die Salze Nr. 3 in D12 und Nr. 4 in D6 auch im Wechsel einnehmen, je 3-mal 1 Tablette.

Verschleppte Infekte

Alle Infekte, egal ob akut oder chronisch, lassen sich hervorragend mit den passenden Schüßler-Salzen behandeln. Damit Sie auch in Ihrem Fall das passende Schüßler-Salz finden, habe ich Ihnen hier eine Vorgehensweise zusammengestellt, die Ihnen die Suche erleichtert.

Wenn Sie merken, dass Sie eine Erkältung ausbrüten, und in einem Buch über Schüßler-Salze unter „beginnender Infekt" nachlesen, finden Sie dort das Salz Nr. 3 (Ferrum phosphoricum) empfohlen – das Salz für das erste Entzündungsstadium. Dieses Stadium zeichnet sich dadurch aus, dass Sie hier alle Anzeichen eines akuten Geschehens finden wie Rötung im Gesicht, erhöhte Körpertemperatur, schnell auftretende Entzündung. Ich freue mich immer, wenn ein erkälteter Mensch erhöhte Körpertemperatur oder Fieber bekommt. Das zeigt mir, dass sein Organismus noch normal auf unerwünschte Eindringlinge, auf Bakterien oder Viren, reagiert.

Ein Infekt ist unter biochemischen Gesichtspunkten aber nur dann als akut anzusehen, wenn alle Anzeichen des ersten Entzündungsstadiums vorhanden sind. Leider nehmen viele Menschen die ersten Anzeichen einer Erkältungskrankheit gar nicht mehr wahr oder verdrängen sie:

Beim ersten Kratzen im Hals werfen sie mal eben einige Halswehtabletten ein oder nehmen Nasentropfen bei beginnendem Schnupfen – und schon ist der Infekt verschleppt. Ferrum phosphoricum hilft in diesen Fällen nicht mehr, weil hier bereits das zweite Entzündungsstadium vorliegt. Schauen Sie bei jedem Infekt, den Sie als „beginnend" wahrnehmen, ob er wirklich gerade beginnt und daher akut ist. Sie kommen so viel schneller zum passenden Schüßler-Salz.

Kur gegen Heuschnupfen

Immer mehr Menschen sind mittlerweile von Pollenallergien betroffen. Wenn die schönste Zeit des Jahres Sie zum Niesen bringt, können Sie es während der Akutphase mit Schüßler-Salz Nr. 8 versuchen – auch als „Heiße 8" (10 Tabletten Schüßler-Salz Nr. 8 D6 in einem Glas heißem Wasser auflösen und schluckweise trinken). Bei lang anhaltender Heuschnupfensaison empfehle ich, die Nr. 4 – Kalium chloratum zusätzlich einzunehmen, um die durch die Allergene ständig gereizten Schleimhäute zu entlasten.

Gehören Sie zu den Menschen, deren Heuschnupfensaison von den Frühblühern bis hin zu den letzten Gräsern dauert? Dann empfehle ich, gleich von Ende Dezember an Heuschnupfenkur zu machen. Am besten machen Sie nach einiger Zeit einen Potenzwechsel: Nach 2 Monaten wechseln Sie von den in der Kur angegebenen D6 auf D12, nach weiteren 2 Monaten auf D3, nach weiteren 2 Monaten wieder auf D6.

PRAXIS

Heuschnupfen-Kur

- Schüßler-Salz Nr. 4 – Kalium chloratum D6 2-mal täglich je 2 Tabletten
- Schüßler-Salz Nr. 8 – Natrium chloratum D6 3-mal täglich 2 Tabletten
- Schüßler-Salz Nr. 12 – Calcium sulfuricum D6 abends 2 Tabletten

Einnahmeempfehlung: Vor den Mahlzeiten im Mund zergehen lassen.
Dauer der Kur: Während der Gesamtdauer Ihrer individuellen Heuschnupfenzeit.

Auf diese Weise erhalten die Zellen immer wieder einen neuen Impuls und können die Schüßler-Salze besser aufnehmen.

Zusätzliche Empfehlungen

Einer der Schwerpunkte meiner Praxis ist, wie viele meiner Leser wissen, Ernährungsberatung und Basenfastenbegleitung. In den vielen Jahren, in denen ich Fastende begleitet habe, haben mich unzählige positive Meldungen von Basenfastenden erreicht, dass ihre Heuschnupfensymptome während der Basenfastenzeit oder in den Wochen danach deutlich zurückgegangen sind. Auch eine basenreiche Ernährung während der Heuschnupfenphase wirkt entlastend. Geduld zahlt sich aus: Meist tritt der langfristige Erfolg erst im zweiten Jahr der Ernährungsumstellung ein, hält dann aber auch an.

Nr. 5 Kalium phosphoricum – das Salz für die Nerven

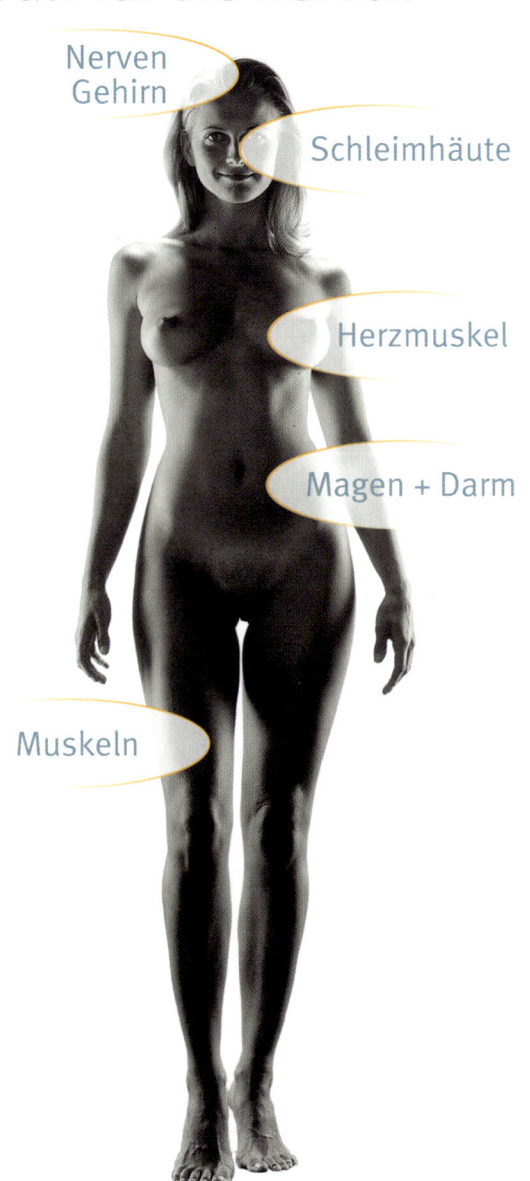

Nerven
Gehirn

Schleimhäute

Herzmuskel

Magen + Darm

Muskeln

Kalium phosphoricum ist das Schüßler-Salz Nr. 5. Es ist das Salz für schwache Nerven und seelische Durchhänger und hilft gegen Burnout, Aufmerksamkeitsdefizitsyndrom, Schlafstörungen und Depressionen. Doch auch bei nervösen Magen-Darm-Beschwerden, Reizdarm und Nahrungsmittelunverträglichkeiten sowie bei Virusinfekten mit hohem Fieber ist dieses Salz unentbehrlich. Synonyme: Kaliumphosphat, phosphorsaures Kalium, Kaliumhydrogenphosphat. Chemische Formel KH_2PO_4. Die Regelpotenz ist D6.

Kaliumphosphat findet sich in den Zellen von Gehirn, Nerven und Muskeln, und damit entfaltet es seine Hauptwirkung im Bereich der Nerven und Muskeln. Wann immer folglich die Nerven betroffen sind – sei es durch Schmerz, Überreizung oder Schwäche – ist dieses Salz gefragt.

Bei Störungen im Kaliumphosphat-Haushalt sind die körperlichen, seelischen und geistigen Fähigkeiten herabgesetzt. Da Kaliumphosphat alle Muskelfunktionen verbessert, wird auch die Funktion der Herzmuskeln unterstützt und die gesamte Nerven- und Muskeltätigkeit normalisiert.

Kalium befindet sich in großen Mengen in den Zellen und nur in geringen Mengen außerhalb der Zellen. Auch dieses Kaliumsalz beeinflusst, wie das 4. Schüßler-Salz, die Kalium-Natrium-Pumpe (s. Seite 56) und beeinflusst somit die Energieproduktion in der Zelle – was auch die Herzfunktionen verbessert.

Kalium wirkt in den Zellen, Phosphat wirkt auf die Nervenzellen – dies erklärt, warum die Verbindung Kaliumphosphat eine ausgesprochen starke Wirkung in und auf Nervenzellen hat. Im Gegensatz dazu wirken Natriumsalze außerhalb der Zellen im Zwi-

WISSEN

Hier wirkt Schüßler-Salz Nr. 5

Es wirkt auf die Nerven, die Schleimhäute, die Muskeln inklusive Herzmuskel und auf den Magen.

Hauptwirkungen

Dieses Salz stärkt die Nerven und die Stimmung und macht belastungsfähig.

Tabletten

- Erschöpfung und Schwäche
- Schlaflosigkeit, Ein- und Durchschlafstörungen
- Burnout
- depressive Verstimmungen (Kur s. Seite 64)
- Gedächtnisschwäche
- Konzentrationsstörungen, bei ADS (s. Seite 52)
- Muskel- und Nervenschwäche (Blasenschwäche, Lähmungen)
- Bandscheibenvorfall und Nervenwurzelreizungen
- kreisrunder Haarausfall
- Virusinfekte mit Fieber über 39 °C
- Reizdarmsyndrom in Verbindung mit Nahrungsmittelunverträglichkeiten
- Verstopfung (z. B. im Urlaub oder nach innerer Anspannung), zusammen mit Schüßler-Salz Nr. 10

Salbe

- Nervenschmerzen
- Muskelschwäche
- zusammen mit Salbe Nr. 7 gegen Neuralgien, Lumboischialgien (Hexenschuss), Gürtelroseschmerzen, Nacken-, Schulter- und Rückenschmerzen (in der Apotheke je eine Packung Nr. 5 und Nr. 7 mischen lassen)

schenzellbereich. Deshalb sind Menschen, die Natriumphosphat benötigen, zwar auch eher nervös, aber die direkte Wirkung auf die Nervenzellen ist bei Natriumphosphat nicht gegeben – das kann nur Kaliumphosphat. So lassen sich die Hauptwirkungen der Salze aufgrund ihrer Zusammensetzung gut unterscheiden.

Große Bedeutung hat dieses Salz bei der Behandlung akuter und chronischer Schmerzen in Verbindung mit dem Schüßler-Salz Nr. 7 (Magnesiumphosphat). Selbst bei schwersten Lumboischialgien, also Schmerzen im Lendenwirbelbereich („Hexenschuss") durch Verschiebungen oder Vorfall der Bandscheiben und eingeklemmte Nerven, können diese beiden Salze helfen.

Nervöse Anspannung führt leicht zu Rückenproblemen, kann aber auch zu Verdauungsproblemen bis hin zur Verstopfung führen, denn der gesamte Verdauungsapparat reagiert sehr empfindlich auf nervliche Belastungen. Wenn Sie wissen oder jetzt erkennen, dass Sie ein „Kaliumphosphat-Mensch" sind, dann gilt für Sie als oberste Devise: Essen Sie nie, wenn Sie etwas noch seelisch verdauen müssen, beispielsweise wenn Sie sich gerade geärgert oder eine schlechte Nachricht bekommen haben.

Das kann Ihnen auffallen

- Aschgrauer, ungewaschener Eindruck,
- Die Zunge ist gelbbraun belegt, eventuell senffarben, stinkend, auch graue Ein-

färbungen sind möglich. Die gelbbraune Zungenfärbung ist meiner Erfahrung nach kein sicheres Zeichen für den Bedarf an diesem Salz. Der starke, faulige Mundgeruch ist dagegen immer vorhanden, wenn Kaliumphosphat dringend benötigt wird.
- Eingefallene Schläfen finden sich bei chronischen Störungen im Kaliumphosphat-Haushalt.
- Alle Absonderungen sind nässend, schmierig, jauchig-blutig, ätzend, scharf bis faulig stinkend, trocken; schmierige Schuppen oder Krusten.

Seelische Ebene

Reine Kaliumphosphat-Menschen sind sehr feingliedrige Personen, die wenig nervlichen Puffer haben. Die Haut ist feinporig, dünn, empfindlich und oft trocken. Diese Menschen sind übersensibel und wirken dadurch schnell überdreht. Ihre Belastbarkeit in Stresssituationen ist auffallend gering. Auf private und berufliche Dauerbelastung reagieren diese Menschen mit Schlafstörungen, Schmerzen und Verdauungsproblemen. Ihre Sensibilität macht sie zu einfühlsamen Gesprächspartnern, denen man gerne seine Probleme erzählt. Doch genau das belastet diesen Menschentyp. Ein reiner Kaliumphosphat-Mensch übersteht die heute übliche stressige Lebensweise nur gut, wenn er stets auf sich und sein großes Erholungsbedürfnis achtet. Besonders durch geistige Arbeit, auch am PC, ist er schnell ausgelaugt. Hier hilft neben Ruhe die unterstützende Gabe von Kaliumphosphat. Besonders wichtig für diese

WISSEN

Ernährungstipps für Kaliumphosphat-Menschen

Kaliumphosphat-Menschen reagieren generell empfindlich auf schwer verdauliche Kost. Fleisch, Milchprodukte und Rohkost sollten daher nicht zu häufig auf dem Speiseplan stehen. Andernfalls kommt es zu Fäulnis und Gärung im Darm – weshalb dann der faulige Mundgeruch entsteht, der für Kaliumphosphat so typisch ist. Rohkost sollte daher nur in kleinen Mengen und nicht gemischt mit Gekochtem gegessen werden. Am besten vertragen wird gedünstetes Gemüse und vor allem Warmes. Kaffee und Süßigkeiten sind mit Vorsicht zu genießen, denn sie führen zu Störungen des Phosphatstoffwechsels. Besser sind hier Nüsse. Und: Essen Sie möglichst in entspannter Atmosphäre. Das sollten eigentlich zwar alle Menschen tun, aber bei Ihnen ist es wirklich notwendig. Sonst reagieren Sie schnell mit Blähungen, Bauchschmerzen oder Verdauungsstörungen.

Menschen ist Rhythmus in der Lebensführung und auch bei der Nahrungsaufnahme. Schichtarbeit ist nie gesund, aber für Kalimphosphat-Menschen ist sie reines Gift.

Einnahme

Bei Schmerzzuständen 3-mal täglich 1–2 Tabletten, bis die Schmerzen nachlassen; bei Kindern je nach Alter weniger (s. Seite 17).

Ausnahme: Bei Nervenschmerzen (wie Hexenschuss) nehmen Erwachsene je 5 Tabletten Salz Nr. 5 und Nr. 7 und lösen diese in heißem Wasser auf („Heiße 5/7"). Diese Lösung erst einmal im Mund lassen, damit sie von der Mundschleimhaut aufgenommen werden kann, dann langsam schluckweise trinken.

Anwendungsgebiete von Schüßler-Salz Nr. 5

Schüßler-Salz Nr. 5 – Kalium phosphoricum ist wesentlicher Bestandteil der folgenden Kur gegen depressive Verstimmungen und auch in der Hormon-Kur (s. Seite 82) enthalten – jeweils aufgrund seiner stimmungsaufhellenden Wirkung. In der Burnout-Kur ist es Bestandteil aufgrund seiner die Nerven stärkenden Wirkung. Bei hohem Fieber ist die Nr. 5 ein erfolgreiches Mittel.

Erste Hilfe bei Fieber: Salze Nr. 3 und Nr. 5

Das Schüßler-Salz Nr. 5 hat ein Anwendungsgebiet, das in vielen Büchern etwas stiefmütterlich abgehandelt wird: Es wirkt hervorragend gegen hohes Fieber (über 39 °C). Erstes Fiebermittel der Wahl ist natürlich das Schüßler-Salz Nr. 3 – Ferrum phosphoricum, es hilft bei Fieber unter 39 °C besser. Steigt das Fieber höher, ist Kaliumphosphat gefragt. Bei Fieber über 39 °C ist es das Mittel der Wahl – bitte auch immer einen Arzt aufsuchen.

Zu Schüßlers Zeiten war das Salz Nr. 5 ein bedeutendes Salz bei Infektionskrankheiten, er rettete damit unzähligen an Diphtherie erkrankten Kindern das Leben. Diphtherie ist eine bakterielle Erkrankung, die mit sehr hohem Fieber einhergeht. Heute bewirken eher die Viruserkrankungen so hohes Fieber – wie beispielsweise Masern. Masern bekommen heute die wenigsten Kinder, weil fast alle geimpft sind. Dafür kommt es heute bei Kindern zunehmend zu Fieberschüben über 39 °C, deren Ursache nie gefunden wird. Es ist eine Illusion, zu denken, man würde alle Erreger kennen. Erreger verändern sich ständig, wie alles im Leben. Und je mehr wir impfen und Krankheiten mit modernen antibiotischen Mitteln bekämpfen, umso mehr neue, resistente Erreger gibt es, die wir erst einmal erforschen müssen. Daher gewinnt das Schüßler-Salz Nr. 5 wieder zunehmend an Bedeutung als biochemisches Antibiotikum bei resistenten Keimen.

Wenn Sie Ihr Kind behandeln möchten und unsicher sind, ob Sie das Salz Nr. 3 oder das Salz Nr. 5 einsetzen sollen, können Sie die Salze auch mischen – sie passen gut zusammen. Gerade bei Infektionskrankheiten ist schnelles Handeln nötig. Und bevor Sie wertvolle Zeit mit Probieren vergeuden, geben Sie, je nach Alter des Kindes, 1–2 Tabletten von jedem Salz in den Mund oder lösen sie zusammen in Wasser – am besten heiß – auf.

PRAXIS

Fieber über 39 °C

Kinder über 12 Jahren und Erwachsene lösen 1-mal 10 Tabletten in heißem Wasser auf. Die Lösung eine Weile im Mund lassen, dann schluckweise trinken („Heiße 5"). Kindern unter 12 Jahren nehmen 1-mal 5 Tabletten, Kinder unter 6 Jahren 1 Tablette pro Tag.
Ist das Fieber langsam angestiegen oder klettert es schon seit Tagen zu bestimmten Tageszeiten über 39 °C, nehmen Erwachsene 3-mal 2 Tabletten, Kleinkinder und Kinder 3-mal 1 Tablette, und Säuglinge erhalten 1- bis maximal 2-mal 1 Tablette. Ist das Fieber dann noch nicht gesunken, bitte sofort zum Arzt!

Kur gegen depressive Verstimmungen

Depressionen treten, sofern sie nicht anlagebedingt sind, vermehrt in der dunklen Jahreszeit auf. Das hat damit zu tun, dass es an Sonnenstunden fehlt – denn Sonne vermehrt die Gute-Laune-Botenstoffe. Mit einigen kleinen Tricks kann man bei leichten Depressionen daher schon für „Sonnenersatz" sorgen: Umgeben Sie sich mit warmen Farben in der Kleidung, aber auch in der Wohnung. Sorgen Sie am Abend immer für Kerzenlicht und für eine warme

PRAXIS

Kur gegen depressive Verstimmungen

- Schüßler-Salz Nr. 8 D6 – Natrium chloratum morgens 2 Tabletten
- Schüßler-Salz Nr.10 D6 – Natrium sulfuricum mittags 2 Tabletten
- Schüßler-Salz Nr. 5 D6 – Kalium phosphoricum abends 2 Tabletten

Einnahmeempfehlung: Vor den Mahlzeiten im Mund zergehen lassen.
Dauer der Kur: 4–6 Wochen.

Burnout-Kur

- Schüßler-Salz Nr. 3 D12 – Ferrum phosphoricum morgens 2 Tabletten
- Schüßler-Salz Nr. 5 D6 – Kalium phosphoricum morgens 2 Tabletten
- Schüßler-Salz Nr. 7 D6 – Magnesium phosphoricum abends 2 Tabletten

Einnahmeempfehlung: Vor den Mahlzeiten im Mund zergehen lassen.
Dauer der Kur: ca. 3 Monate – bei Bedarf auch länger.

Raumbeleuchtung. Auch ätherische Öle wirken antidepressiv, vor allem Rosenöl und Zitrusaromen. Ein Bad mit Wildrosenöl, eine Duftlampe mit Orangenduft oder mit Rosenduft wirken hier wahre Wunder. Auch Bewegung im Freien, selbst wenn die Sonne nicht scheint, sorgt für mehr Glückshormone.

Kur gegen das Burnout-Syndrom

Aus der Sicht der Schüßler-Welt ist ein Burnout das völlige Ausgeschöpftsein sämtlicher Phosphatreserven. Der Phosphathaushalt gerät durcheinander, wenn Menschen immer nur geistig arbeiten: Denken, leisten, planen, und das unter Zeitdruck. Die Nerven liegen blank, Entspannung wird zum Fremdwort. Auch die Konzentrationsfähigkeit lässt nach, Schlafstörungen, Magen-Darm-Probleme, Verspannungen, Antriebslosigkeit und Schmerzen sind mögliche Auswirkungen.

Was hilft: Schaffen Sie sich kleine Erholungsinseln im Alltag – flüchten Sie in der Mittagspause schnell zum Italiener um die Ecke und träumen Sie bei einem Espresso oder einem frisch gepressten Orangensaft von Ihrem nächsten Urlaub. Und am Abend: Auch da eine kleine Flucht und sei es, dass sie noch einige Minuten im Auto sitzen bleiben und den Tag Revue passieren lassen. Oder kurz einen Spaziergang machen. Und: Stress hin, Stress her, versuchen Sie, Ihre Mahlzeiten regelmäßig einzunehmen. Ihr Körper und Ihre Seele brauchen Rhythmus. Keine Zeit dazu, weil Sie dieses oder jenes tun müssen? Hören Sie auf, „Ich muss aber" zu denken. Stellen Sie sich vor, Sie lägen plötzlich im Krankenhaus mit einem gebrochenen Bein. Was passiert? Nichts. Die Erde dreht sich weiter. Sie sind gar nicht so unentbehrlich, wie Sie meinen. Ich garantiere Ihnen: Allein dieser Gedanke heilt eine Menge. Machen Sie dazu die Schüßler-Kur, damit Ihr „Fell" ein wenig dicker wird.

Nr. 6 Kalium sulfuricum –
das Salz für die Entgiftung

Kalium sulfuricum ist das Schüßler-Salz Nr. 6. Es ist ein wichtiges Salz für die Leber und den Stoffwechsel. Als Salz für das 3. Entzündungsstadium hilft es bei hartnäckigen, chronischen Entzündungen und Infekten. Es kurbelt besonders den Leberstoffwechsel an und unterstützt damit die Gewichtsabnahme und die Entgiftung des Körpers. Synonyme: Kaliumsulfat, schwefelsaures Kalium. Chemische Formel K_2SO_4. Die Regelpotenz ist D6.

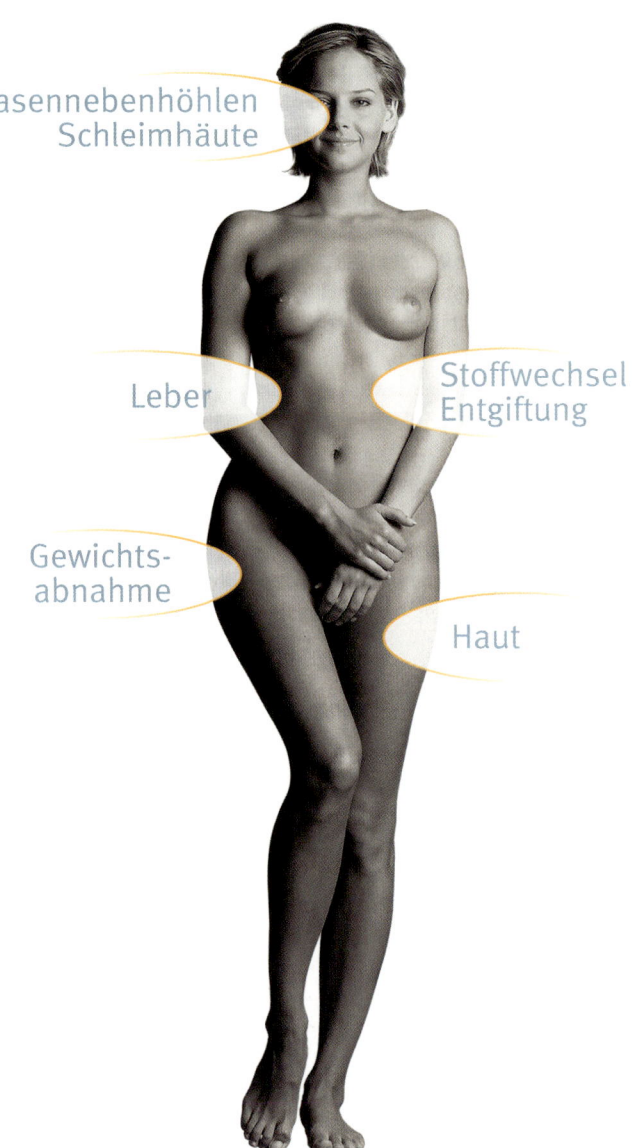

Nasennebenhöhlen
Schleimhäute

Leber

Stoffwechsel
Entgiftung

Gewichts-
abnahme

Haut

Kaliumsulfat ist ein Mineralsalz, das man vor allem in den Oberhautzellen und in den Muskeln findet. Es ist das Hauptmittel des dritten Entzündungsstadiums und kommt bei fast allen chronischen Krankheiten zum Zuge.

Wie Kaliumchlorid, so wirkt auch dieses Kaliumsalz in der Zelle und unterstützt dort die Verbrennungsprozesse. Es verbessert, zusammen mit dem Salz Nr. 3, die Sauerstoffversorgung der Zellen, beeinflusst den Eiweißstoffwechsel und verstärkt den Eiweißabbau. In den Oberhautzellen unterstützt es die Bildung von neuen Hautzellen und ist so zusammen mit Schüßler-Salz Nr. 1 – Calcium fluoratum ein gutes Hautregenerationsmittel. Kaliumsulfat wirkt entzündungshemmend auf die Haut, auch bei Ekzemen ist es hilfreich. Aber Vorsicht, Erstverschlimmerung: Das Ekzem kann erst einmal stärker werden, denn die Entgiftungsvorgänge können im ersten Schritt den Körper so stark anregen, dass erst einmal alle Gifte „aufgewirbelt" und sehr viele Stoffe über die Haut ausgeschieden werden.

Die Behandlung chronischer Infekte, besonders chronischer Nasennebenhöhlen-

WISSEN

Hier wirkt Schüßler-Salz Nr. 6

Es unterstützt die Leber und den Stoffwechsel, wirkt auf Haut und Schleimhäute.

Hauptwirkungen

Das Salz für das 3. Entzündungsstadium (für chronische Entzündungen) und für den Leberstoffwechsel.

Tabletten

- Chronische Hauterkrankungen (mit Abschuppung)
- Schleimhautirritationen (z. B. gelbschleimige Katarrhe)
- chronischer Schnupfen
- Nasennebenhöhlenvereiterungen mit gelbem bis gelbbraunem Sekret
- Nagelwachstumsstörungen – auch in Kombination mit Salz Nr. 6

- vermehrte Talgabsonderung
- Störungen des Haarwachstums in Verbindung mit Salz Nr. 11
- Venenschwäche
- allgemeine Mattigkeit, depressive Verstimmung
- wenn Pfunde trotz weniger Essen nicht purzeln wollen
- zur Nachbehandlung nach Antibiotikatherapie

Salbe

- Nagelwachstumsstörungen (als Mischung mit Salbe Nr. 2)
- Altersflecken, Pigmentstörungen, auch bei Vitiligo (Weißfleckenkrankheit)
- chronische Hauterkrankungen, Ekzeme
- schlecht heilende Wunden – zunächst aber an das Salz Nr. 4 – Kalium chloratum denken!

infekte, ist ein Fall für das Schüßler-Salz Nr. 6 – hier aber auch an Nr. 11 (Silicea) denken. Sie können Kaliumsulfat auch zur Nachbehandlung chronischer Infekte einsetzen, wenn Sie ein Antibiotikum einnehmen mussten und nun noch die Krankheitsreste entgiften möchten. Denn: Ein Antibiotikum kappt nur die Spitze des Eisberges und dämmt die Keimvermehrung ein oder tötet Keime ab. Gesund sind Sie aber erst, wenn die Erreger den Körper vollständig verlassen haben und die gesunden Verhältnisse wiederhergestellt sind. Dafür ist Kaliumsulfat bestens geeignet.

PRAXIS

Ekzeme: zunächst vorsichtig dosieren

Nehmen Sie mittags 2 Tabletten ein und warten Sie bis zum nächsten Tag ab. Wenn es zu keiner Verschlimmerung des Ekzems kommt, dann erhöhen Sie die Dosis auf 2-mal 2 Tabletten.

Wenn Sie wissen, dass Sie auch auf biologische Mittel immer schnell und heftig reagieren, weichen Sie erst einmal auf die Salbe Nr. 6 aus – sie wirkt sanfter.

Das kann Ihnen auffallen

- Bräunlich gelber Hautton, bräunliche und gelbliche Flecken auf der Haut, Pigmentstörungen
- Haut eher grobporig, kann aber trocken sein
- Augen meist braun („Lebertyp")
- Zunge gelbbraun, schleimig
- alle Absonderungen nässend, gelbbraun, auch schleimig, trocken, viele gelbliche Oberhautschuppen, klebriger Grund
- Müdigkeit und Vitalitätsverlust

Seelische Ebene

Ein Mensch, der zu viele Stoffwechselgifte und alte Krankheitsherde mit sich herumträgt, „brodelt" innerlich immer mehr oder weniger. Unterschwellig aggressiv könnte man diesen Zustand auch nennen, der sich vor allem im Ausdruck der Augen

zeigt – der Blick hat etwas „Finsteres". Die gesamte Körperhaltung dieses Menschen ist angespannt. Anders als bei der angespannten Haltung der Nerventypen wie dem Kaliumphosphat-Menschen ist diese Anspannung jedoch durch eine aggressive Grundhaltung geprägt.

Einnahme

Im Regelfall 3-mal 1 Tablette täglich. Sollte diese Dosierung nicht zum Erfolg führen, kann die Dosis auf 3-mal 2 Tabletten erhöht werden.

Bei chronischen Entzündungen sollten Sie dieses Salz in der Regel für 8–12 Wochen einnehmen und die Einnahme evtl. nach einigen Wochen noch einmal wiederholen.

Wie stark die innere Anspannung der Kaliumsulfat-Menschen ist, hängt von der

Art und Stärke der Stoffwechselbelastung ab. Nicht selten werden die Betroffenen auch depressiv. Sobald der Mensch richtig entgiftet und auch seine Lebensweise um- stellt, wird er entspannter. Denn eigentlich sind diese Menschen sehr lebenslustig und wollen das Leben gerne in vollen Zügen genießen.

Anwendungsgebiete von Schüßler-Salz Nr. 6

Dieses Salz findet sich in der Hormon-Kur (s. Seite 82), ist Bestandteil meiner Entgiftungskur (s. Seite 88) und meiner basischen Detoxkur (s. Seite 109). Außerdem hilft es, die Venen zu stärken. Es ist das Salz für das dritte Entzündungsstadium und hilft beim Abnehmen durch Anregung des Stoffwechsels.

Das dritte Entzündungsstadium

Im dritten Entzündungsstadium ist die Entzündung bzw. der Infekt chronisch geworden. Chronisch bedeutet nun nicht, dass Sie ständig krank sind – es bedeutet, dass die Erreger sich „eingenistet" haben und in mehr oder weniger regelmäßigen Abständen zu akuten Symptomen führen. Hier wechseln sich akute Phasen mit Ruhephasen ab. Doch auch die Ruhephase kostet den Körper Kraft, denn er muss den Erreger ständig in Schach halten. So kommt es zu dauerhaftem Vitalitätsverlust und Müdigkeit. Während der immer wieder aufflammenden Akutphasen (Reinigungs- und Aufräumphase) versucht der Körper, die Erreger wieder loszuwerden.

WISSEN

Ernährung und chronische Infekte

Besonders wenn Sie an chronischen Infekten leiden, die dem 3. Entzündungsstadium entsprechen (s. Seite 62), ist es besonders wichtig, dass Sie Ihren Kaliumsulfat-Stoffwechsel entlasten, indem Sie weitgehend auf tierische Eiweiße verzichten und die Entgiftung und den Eiweißstoffwechsel mit Kaliumsulfat unterstützen. Generell wird heute zu viel tierisches Eiweiß gegessen. Das belastet den Kaliumsulfat-Stoffwechsel und fördert die Entstehung von Stoffwechselkrankheiten, chronischen Infekten und Hauterkrankungen. Es geht dabei nicht nur um Fleisch und Wurstwaren, sondern auch um Milchprodukte. Sie verschleimen und wirken so bei chronischen Infekten kontraproduktiv. Das beste Mittel, um mit zu viel Schleimbildung fertig zu werden, ist der Saft vom schwarzen Rettich – gibt es in Apotheken und Reformhäusern.

69

Im dritten Entzündungsstadium können also Krankheitserreger und Stoffwechselprodukte nicht rechtzeitig abtransportiert werden. Nach und nach sammeln sie sich in der Haut, im Bindegewebe und im Verdauungstrakt an und lagern sich dort ab. Das behindert den gesamten Stoffwechsel, auch den Hormonstoffwechsel, und führt so zu vielfältigen Störungen:

- Verdauungsstörungen, Leberfunktionsstörungen
- Kopfschmerzen, Migräne
- Gewichtszunahme
- unreine Haut, Pigmentstörungen
- prämenstruelles Syndrom und andere hormonelle Störungen
- Depressionen

Alle chronischen Entzündungen können dem dritten Entzündungsstadium zugeordnet werden, z.B. chronische Magenschleimhautentzündung, Nasennebenhöhlenentzündung, auch alle rheumatischen Erkrankungen wie Arthritis, Gicht, ebenso Heuschnupfen, Asthma, Neurodermitis.

Kaliumsulfat ist das wichtigste Lebermittel in der Biochemie und neben Natriumsulfat – dem Schüßler-Salz Nr. 10 – das wichtigste Entgiftungsmittel. Wenn Sie Kaliumsulfat einnehmen, fördern Sie damit alle Entgiftungsvorgänge über die Haut und die Leber. Kaliumsulfat kann den chronischen Prozess auflösen. Das ist harte Arbeit für den Körper und Sie fühlen sich vielleicht in den ersten Einnahmetagen etwas müde und schlapp. Wichtig ist, dass die Abfallstoffe, die dabei entstehen, auch abtransportiert werden. Deshalb sollten

Sie begleitend immer auch Schüßler-Salz Nr. 10 (Natriumsulfat) einnehmen und viel trinken, damit die Gifte den Körper über den Darm verlassen können. Auch Schüßler-Salz Nr. 12 (Calciumsulfat) ist geeignet zur Entgiftung der Lymphe.

Achtung, Entgiftungsreaktionen

Das dritte Entzündungsstadium kann voller Überraschungen stecken. Vor allem dann, wenn Sie mehr als einen Entzündungsherd haben, kann es zu – bei Schüßler-Salzen sonst nicht üblichen – Entgiftungsreaktionen kommen. Sie sind daran erkennbar, dass plötzlich die Symptome, die behandelt werden, sich erst einmal verstärken oder die Zunge plötzlich stark belegt ist, was vor der Behandlung nicht der Fall war. Auch übel riechender Schweiß und anfänglich Kopfschmerzen sind möglich. Wenn Sie also wissen oder befürchten, dass Sie zu verstärkten Entgiftungsreaktionen neigen, beginnen Sie mit einer niedrigeren Dosierung: Am ersten Tag mittags 1–2 Tabletten. Bei guter Verträglichkeit können Sie die Dosis auf 2-mal 2 Tabletten erhöhen.

Grippale Infekte

Bei grippalen Infekten richtet sich die Wahl des Salzes danach, ob es sich um einen akuten Infekt, einen verschleppten oder einen chronischen Infekt handelt. Beim akuten Infekt (erstes Entzündungsstadium) ist das Salz Nr. 3 – Ferrum phosphoricum D12 das Hauptmittel, bei Fieber über 39 °C nehmen Sie Salz Nr. 5 – Kalium phosphoricum D6, bei einem Beginn mit Fließschnupfen Salz Nr. 8 – Natrium chloratum D6. Beim verschleppten Infekt helfen, je nach Symptomatik, die Salze Nr. 4 (Kaliumchlorid) für das zweite oder bei chronischen Infekten Nr. 6 (Kaliumsulfat) für das dritte Entzündungsstadium.

Zeichen eines chronischen Infekts sind:
- gelbbrauner Belag auf der Zunge
- alle Absonderungen sind gelbbraun und schleimig
- Müdigkeit

Dann hilft das Salz Nr. 6 am besten (s. Kasten). Zur Nachbehandlung empfehle ich Power- oder Gefühlstypen eine Entgiftungs- und Entsäuerungskur (s. Seite 88) und Ernährungsumstellung. Nerventypen sollten eine Kur zur Stärkung der Abwehrkräfte (s. Seite 52) machen. Unterstützend hilft es, auf Milchprodukte, Fleisch, Wurst und Fisch zu verzichten – je weniger Eiweiß Sie dem Körper liefern, desto besser kann Kaliumsulfat wirken. Rettich (schwarzer Rettich, Rettichsaft) hilft zu entgiften und Nebenhöhlen, Bronchien und Darm zu entschleimen.

Abnehmen durch Stoffwechselanregung

Eine wichtige Eigenschaft des Schüßler-Salzes Nr. 6 ist die Anregung des Stoffwechsels – was auch bei der Gewichtsabnahme hilfreich ist. Mir fällt in der Praxis auf, dass es immer mehr Menschen mit Kaliumsulfat- und Natriumsulfat-Problemen gibt. Das liegt meines Erachtens an der zunehmenden „Überfütterung" durch

---

PRAXIS

Chronischer Infekt
- Hauptmittel: Salz Nr. 6 – Kalium sulfuricum D6, 3-mal 2 Tabletten
- zur Entgiftung: Salz Nr. 10 – Natrium sulfuricum D6, mittags 2 Tabletten, unterstützt von Nr. 12 (Calcium sulfuricum) D6, morgens 2 Tabletten

Diese relativ hohe Dosierung empfehle ich den sulfatbetonten Powertypen. Wenn Sie ein empfindlicherer Typ sind, sollten Sie die Dosis halbieren.

Bei Nasennebenhöhlenentzündung:
- Salz Nr. 6 – Kalium sulfuricum D6
- Salz Nr. 11 – Silicea D12
- Salz Nr. 12 – Calcium sulfuricum D6

---

vitalstoffarmes Essen und dem allgemeinen Bewegungsmangel. Zudem essen die meisten Menschen zu viel tierisches Eiweiß – für seine Verstoffwechselung ist vor allem Kalium sulfuricum zuständig. Kein Wunder daher, wenn dieses Salz aus dem Gleichgewicht gerät. Das Schlimme daran ist, dass Stoffwechselprobleme, die durch Kaliumsulfat-Störungen bedingt sind, mit der Zeit dazu führen, dass man trotz weniger Essen oder Fasten keinen Gewichtsverlust mehr erzielt. Wenn Sie dieses Phänomen bei sich beobachten, dann sollten Sie Ihre nächste Abnehmkur mit Kaliumsulfat – 3-mal täglich 1–2 Tabletten – unterstützen oder die Entgiftungskur von Seite 88 machen.

Nr. 7 Magnesium phosphoricum – das Krampf- und Schmerzmittel

Magnesium phosphoricum ist das Schüßler-Salz Nr. 7. Es wirkt gegen Schmerzen und Krämpfe, gegen Verspannungen, Stress und Schlafstörungen. Damit ist es ein wichtiges Salz des modernen Lebens und ein effektives Burnout-Salz. Wie Salz Nr. 3 gibt es Energie und schützt das Immunsystem. Synonyme: Magnesiumphosphat, phosphorsaures Magnesium, Magnesiumhydrogenphosphat. Chemische Formel $MgHPO_4 \times 3\ H_2O$. Die Regelpotenz ist D6.

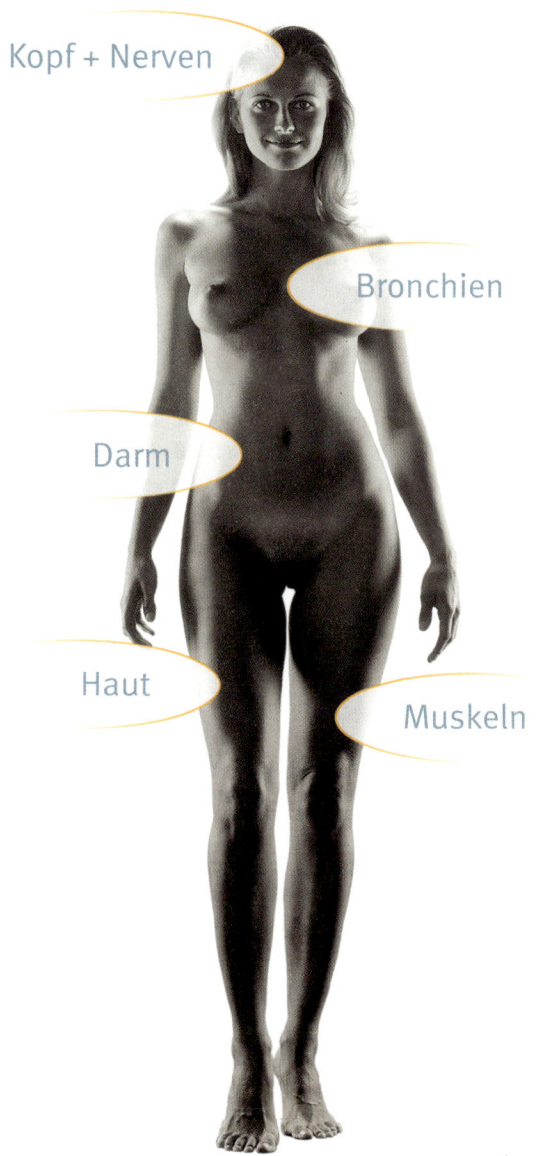

Kopf + Nerven

Bronchien

Darm

Haut

Muskeln

Magnesiumphosphat kommt in Muskel-, Nerven- und Blutzellen vor. Störungen im Magnesiumphosphat-Stoffwechsel führen meist zu Krämpfen und Unruhe. Magnesiumphosphat ist das Krampf- und Schmerzmittel in der Biochemie, denn es dämpft die Erregbarkeit von Nerven und Muskeln.

Magnesiumphosphat ist wie Eisenphosphat auch ein wichtiges Akutmittel. Demzufolge tritt die Wirkung schnell ein, und Sie können Ihren Behandlungserfolg in kürzester Zeit erfahren. So ist es das Salz, mit dem Sie als Anfänger die schnellsten und sichersten Erfolge erzielen können. Wenn Sie gerade erst mit der „Schüßlerei" anfangen, kann ich Ihnen nur empfehlen, zuerst einmal dieses Salz kennenzulernen. Da jeder Mensch irgendwann in seinem Leben einmal Schmerzen hat, werden Sie dieses Salz für sich oder Ihre Familie in jedem Fall brauchen.

Neben innerer Anspannung und Unruhe sind Kopf- und Nackenschmerz typische

WISSEN

Hier wirkt Schüßler-Salz Nr. 7
Es wirkt auf Kopf und Nerven, auf die Muskeln, Bronchien und den Darm.

Hauptwirkungen
Das Krampf- und Schmerzmittel in der Biochemie und das wichtigste Antistresssalz.

Tabletten
- Krämpfe der Muskulatur (z. B. Waden-, Bauchkrämpfe)
- Verspannungen (Nacken, Kopf)
- Schmerzen (Kopfschmerzen, Migräne, Regelschmerzen)
- Verstopfung oder Durchfall
- Durchblutungsstörungen durch Arteriosklerose
- krampfartiger Husten (Reizhusten, Kitzelhusten)
- Asthma – nicht ohne therapeutische Unterstützung!

- Nieren- und Gallenkoliken
- Hitzewallungen, auch in den Wechseljahren, mit hochrotem Kopf ohne Schweißbildung
- nervliche Erregung und Unruhe
- nervös bedingte Schlafstörungen, wenn Sie nicht abschalten können
- Burnout
- Konzentrationsmangel, Schlafstörungen und Kopfschmerzen durch Elektrosmog, Fernsehen, Computerarbeit, Computerspiele

Salbe
- Muskelverspannungen und Muskelschmerzen
- Hautjucken
- nervöse Verdauungsstörungen
- Schuppenflechte (trockene, juckende Ekzeme)
- bei Hexenschuss vermischt mit Salbe Nr. 5 (s. Seite 58)

WISSEN

Schokoladensüchtig?

Gehören Sie zu den Menschen, die nach einem stressigen Arbeitstag nach Hause kommen und am liebsten gleich zur Schokolade greifen würden? Die gute Nachricht ist: Das ist keine Schokoladensucht, der Sie machtlos ausgeliefert sind, sondern eine Botschaft Ihres Körpers. Er läutet die Alarmglocken, weil Ihr Magnesium-phosphoricum-Haushalt durcheinander ist. Die Ursachen dafür sind meist dauerhafter Stress oder einfach eine falsche stressige Lebensweise mit zu wenig Erholungspausen. Versuchen Sie es mal: Nehmen Sie 2–3 Wochen lang 3-mal täglich 2 Tabletten Schüßler-Salz Nr. 7 – Magnesium phosphoricum D6 vor den Mahlzeiten ein und Sie werden sehen, die Schokoladengier verschwindet. Wenn Sie nun hin und wieder mal ein Stückchen Schokolade verzehren, geschieht dies für den Genuss und nicht für die Gier.

Symptome, die sich häufig nach übermäßiger geistiger Betätigung, vor allem am Computer zeigen. Sie gehen nicht selten mit der für Magnesiumstörungen typischen Wangenröte einher. Oft sehe ich abends bei meinen Vorträgen Menschen mit der sogenannten Magnesiaröte im Gesicht. Wenn ich sie dann frage, ob sie gerade Kopf- oder Nackenschmerzen durch zu lange Computerarbeit haben, bekomme ich immer ein erstauntes „Ja?!" zu hören. Achten Sie mal auf Ihre Mitmenschen, und Sie lernen Erstaunliches aus ihren Gesichtern zu lesen. Da Magnesiumphosphat ein Akutmittel ist, zeigt sich bei einer vorübergehenden Störung sofort die Magnesiaröte. Sie ist ein sicheres Zeichen für den momentanen Bedarf an diesem Salz und sehr hilfreich, wenn plötzlich Schmerzen oder andere Probleme auftreten, die Sie nicht einordnen können.

Beispielsweise kündigt sich ein Asthmaanfall oft mit den roten Magnesia-Wangen an. Wenn Sie an Asthma leiden, gehört das Salz Nr. 7 in Ihre Handtasche. Sie werden zwar nicht gänzlich auf die Einnahme von Asthmamedikamenten verzichten können, aber zusammen mit einer Ernährungsumstellung und der passenden Schüßler-Salz-Kombination kann die Einnahme dieser Medikamente deutlich reduziert werden. Die passende Schüßler-Salz-Kombination sollten Sie besser von Ihrem Arzt oder Heilpraktiker ermitteln lassen. Asthma gehört zu den chronischen, nicht nach „Schema F" zu behandelnden Krankheiten und erfordert den regelmäßigen Gang zu Ihrem Lungenfacharzt!

Magnesiumphosphat hat darüber hinaus wichtige Funktionen im Energiestoffwechsel zu erfüllen und ist neben den Salzen Nr. 1 und Nr. 2 am Aufbau von Knochen und Zähnen beteiligt. Auch im Verdauungstrakt erfüllt es wichtige Aufgaben und kann, ähnlich wie das Schüßler-Salz Nr. 3, sowohl gegen Verstopfung als auch gegen

Durchfall eingesetzt werden, da es direkt auf die Darmmuskulatur einwirkt. Zudem hilft es bei Muskelkater.

Das kann Ihnen auffallen

Wenn Sie dringenden Bedarf an Magnesiumphosphat haben, macht sich das zuerst an den meist kreisrunden, hochroten Flecken auf beiden Wangen bemerkbar. Diese Rötung wirkt unnatürlich und wird als Magnesiaröte, Lampenfieberröte oder auch Schamröte bezeichnet. Auch hektische Flecken am Hals oder im Gesicht sind erkennbar. Auf den ersten Blick ist die Rötung leicht mit der Ferrumröte zu verwechseln. Die Unterscheidung ist ganz einfach: Im Gegensatz zur Ferrumröte sind die Wangen bei der Magnesiaröte kühl.

- Die Zunge ist stets rein, ohne Belag und feucht glänzend.
- Der auffallende Heißhunger nach Schokolade ist ein deutlicher Hinweis auf eine Magnesiumphosphat-Störung.

Mein Tipp für Lernsituationen: Salz Nr. 7 in Verbindung mit Nr. 3 gibt Power für die Prüfung und hat nicht so viele Kalorien wie die Schokolade!

Seelische Ebene

Magnesiumphosphat-Menschen sind meist schüchtern und zurückhaltend. Die Magnesiaröte, die Schamröte ist ein Ausdruck ihrer Schüchternheit. Diese Menschen neigen zu Lampenfieber und sind daher innerlich sehr angespannt. Schmerzen und Krämpfe sind letztlich nichts anderes als ein Zeichen starker innerer Anspannung. Auch die Neigung zu Wadenkrämpfen drückt diese Anspannung aus. Die Magnesiaröte entsteht auch durch Elektrosmog oder wenn Menschen ihren Phosphatstoffwechsel durch falsche Lebensweise völlig durcheinanderbringen.

Störungen im Magnesiumphosphat-Stoffwechsel laugen den Menschen aus und machen ihn kraftlos. Mangelnde Durchsetzungskraft ist Ausdruck dieser Kraftlosigkeit – ebenso die „Suchtneigung" zu Schokolade. Viele Menschen verbringen heutzutage ihre Arbeitstage am Computer. Die Belastungen durch Elektrosmog sind eine Sache – die seelische Schwächung des Menschen eine andere. Wenn Sie auch zu denen gehören, die viel am PC arbeiten müssen, können Sie diesen auslaugenden Tendenzen entgegenwirken, indem Sie nach PC-intensiven Tagen 2–4 Tabletten Magnesiumphosphat einnehmen – in diesem Fall in der Potenz D12. Wenn Sie bereits Schmerzen haben, sollten Sie die Potenz D6 bevorzugen. Auch als „Heiße 7" empfehlenswert.

Einnahme

Akute Schmerzen: 3-mal täglich 2 Tabletten im Mund zergehen lassen. Oder die „Heiße 7": 10 Tabletten in heißem Wasser auflösen und langsam schluckweise trinken.

Chronische Schmerzen: 3-mal täglich 1–2 Tabletten vor den Mahlzeiten im Mund zergehen lassen.

Anwendungsgebiete von Schüßler-Salz Nr. 7

Magnesium phosphoricum – Schüßler-Salz Nr. 7 finden Sie in der Arthrose-Kur (s. Seite 36) und in den folgenden Kuren gegen Schlafstörungen und für Sportler.

Schüßler-Salz Nr. 7 – erste Wahl bei Schmerzen

Bei Schmerzen ist Schüßler-Salz Nr. 7 – Magnesium phosphoricum immer das Mittel der Wahl, besonders aber, wenn die Schmerzen wandern, das heißt, wenn sie sich nicht auf einen Bereich eingrenzen lassen, wie das bei Zahnschmerzen häufig der Fall ist. Im Akutfall ist die Einnahme der „Heißen 7" zu empfehlen: 10 Tabletten Magnesiumphosphat D6 in heißem Wasser auflösen und langsam schluckweise trinken. Bei Kindern bitte nur 5 Tabletten in Wasser auflösen. Doch nicht nur die Nr. 7 hilft gegen Schmerzen.

Gliederschmerzen: Sind diese durch einen Infekt bedingt, hilft Schüßler-Salz Nr. 3 – Ferrum phosphoricum, sofern Ferrumschatten an der Augeninnenseite, die Ferrumröte auf den Wangen oder an den Ohren vorhanden sind (s. Seiten 44). Auch Blässe in Verbindung mit dem Ferrumschatten ist möglich.

Kopfschmerzen: Neben der Nr. 7 kommen infrage:
- meist bei Schülern und Studenten durch Überforderung: Schüßler-Salz Nr. 3 – Ferrum phosphoricum

- bei wetter- oder hormonell bedingten Kopfschmerzen, bei Druckgefühl im Kopf: Schüßler-Salz Nr. 8
- bei Migräne und Stoffwechselstörungen: Schüßler-Salz Nr. 6 – Kalium sulfuricum
- bei Kopfschmerzen durch zu viel und zu üppiges Essen: Schüßler-Salz Nr. 10

Auswahlkriterien sind Zungenbeschaffenheit, Absonderungen und Antlitzzeichen (s. ab Seite 120).

Arthrotische und rheumatische Schmerzen: Hier kommen zusätzlich zur Nr. 7 noch Nr. 9 und Nr. 11 infrage.

Akute und chronische Bandscheibenprobleme: Wahre Wunder bewirken hier die Nr. 7 – Magnesium phosphoricum zusammen mit Nr. 5 – Kalium phosphoricum. Viel häufiger handelt es sich anstatt um den viel diagnostizierten Bandscheibenvorfall um eine Verschiebung der Bandscheiben, wodurch ein Druck auf die betroffenen Nerven entsteht, was ebenso schmerzhaft ist wie ein Vorfall. Ein Nervenmittel – die Nr. 5 – ist daher unverzichtbar. Meist kommt der Schmerz plötzlich durch eine ungeschickte Bewegung oder durch Fehlhaltung.

Ebenfalls hilfreich: die „Heiße 5/7": Je 5 Tabletten der Nr. 5 in D6 und der Nr. 7 in D6 in heißem Wasser auflösen und langsam schluckweise trinken; nach einem halben Tag wiederholen, dann in eine Dosierung von je 3-mal 1–2 Tabletten übergehen.

PRAXIS

Kur gegen Schlafstörungen

- Schüßler-Salz Nr. 3 – Ferrum phosphoricum D12, 2 Tabletten vor dem Frühstück
- Schüßler-Salz Nr. 8 – Natrium chloratum D6, 2 Tabletten vor dem Abendessen
- Schüßler-Salz Nr. 7 – Magnesium phosphoricum D12, 2 Tabletten vor dem Schlafen gehen

Einnahmeempfehlung: Die Tabletten jeweils vor den Mahlzeiten im Mund zergehen lassen.
Dauer der Kur: 2–3 Monate.

Sportler-Kur

- Schüßler-Salz Nr. 1 – Calcium fluoratum D12, morgens 2 Tabletten
- Schüßler-Salz Nr. 3 – Ferrum phosphoricum D12, morgens 2 Tabletten
- Schüßler-Salz Nr. 7 – Magnesium phosphoricum D6, mittags 2 Tabletten
- Schüßler-Salz Nr. 11 – Silicea D12, abends 2 Tabletten

Einnahmeempfehlung: Die Tabletten jeweils vor den Mahlzeiten im Mund zergehen lassen.
Dauer der Kur: 2–3 Monate.

Begleitend muss ein dauerhaftes Bewegungsprogramm erfolgen. Dies besteht aus gezielten Übungen (z. B. Krankengymnastik), um die äußere Muskulatur zu stärken. Wichtig zur Stabilisierung der Bandscheiben und Wirbel ist aber die tiefe Muskulatur, die man eigentlich nur mit Yoga-Übungen erreicht. Kurse bieten unter anderem die Volkshochschulen an.

Kur für einen erholsamen Schlaf

Schlafstörungen können ganz profane Gründe haben: zu spätes und zu schweres Essen am Abend oder Rohkost am Abend. Essen Sie früh und anstelle des Käsebrotes mal ein basisches Süppchen. Auch die Tätigkeiten vor dem Einschlafen bestimmen die Schlafqualität mit: Nehmen Sie sich abends keine „aufregenden" Tätigkeiten

mehr vor und keine, die Sie ärgern oder über die Sie lange brüten müssen. Auch ein Bad mit entspannenden Zusätzen wie Lavendel oder mit Melisse oder ein Basenbad fördern den Schlaf. Wenn alles nichts hilft: Lassen Sie mal Ihren Schlafplatz auf Störzonen überprüfen.

Kur für Sportler

Diese Kur eignet sich besonders für Leistungssportler, aber auch für alle „Einsteiger", um die Muskeln und Bänder gut vorzubereiten und die Leistungsfähigkeit zu verbessern. Sie kombiniert die Salze Nr. 1 (stärkt die Sehnen und Bänder), Nr. 3 (verbessert die muskuläre Durchblutung, verhindert Muskelkater), Nr. 7 (stärkt die Muskulatur und verbessert die Ausdauer) und Nr. 11 (stärkt das Bindegewebe).

Nr. 8 Natrium chloratum – der Flüssigkeitsregulator

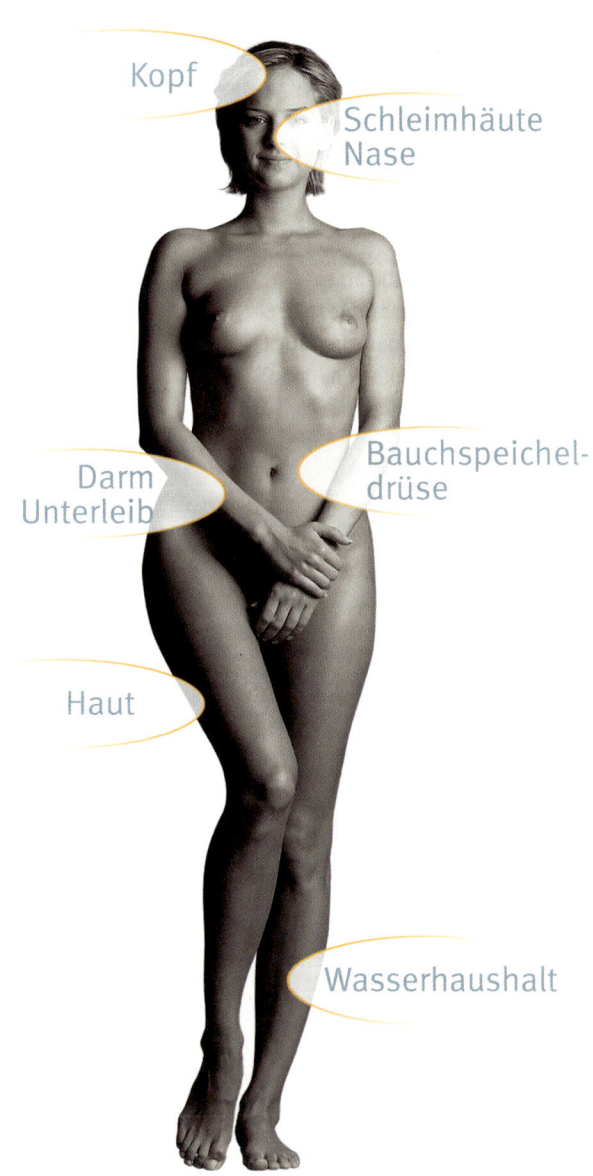

Kopf

Schleimhäute Nase

Bauchspeicheldrüse

Darm Unterleib

Haut

Wasserhaushalt

Natrium chloratum, das Schüßler-Salz Nr. 8, hilft immer dann, wenn die Gesundheitsstörungen sich in zu viel oder zu wenig Flüssigkeit äußern (v. a. Heuschnupfen, hormonelle Störungen). Es ist neben Salz Nr. 4 das Salz für Haut und Schleimhäute. Auf der seelischen Ebene hilft es bei Traurigkeit und wenn die Tränen schon bei kleinstem Anlass fließen. Synonyme: Natriumchlorid, Natrium muriaticum, Chlornatrium, Kochsalz. Chemische Formel NaCl. Die Regelpotenz ist D6

Natriumchlorid ist nichts anderes als Kochsalz, und das befindet sich in geringen Konzentrationen in allen Geweben und Körperflüssigkeiten. An der Kalium-Natrium-Pumpe (s. Seite 56) ist dieses Natriumsalz der Gegenspieler zum Kaliumchlorid, dem Schüßler-Salz Nr. 4

Natriumchlorid reguliert die Druckverhältnisse außerhalb der Zellen – Kaliumchlorid innerhalb der Zellen. Zu viel oder zu wenig Natriumchlorid gefährdet die Gesundheit: Zu viel – heute durch die reichlich gesalzene Nahrung ein großes

Problem – führt auf Dauer zur Blutdruckerhöhung. Zu wenig trocknet den Menschen aus und verhindert so wichtige Stoffwechselfunktionen. Bei Flüssigkeits- und auch bei Blutverlusten ist deshalb die Infusion mit physiologischer Kochsalzlösung (0,9%ig) eine lebenswichtige Maßnahme. Natriumchlorid ist für die Aufrechterhaltung der gesunden Druckverhältnisse in den Zellen verantwortlich – man spricht vom osmotischen Druck.

Bei Veränderungen des Säure-Basen-Haushaltes kommt es schnell zu Unre-

WISSEN

Hier wirkt Schüßler-Salz Nr. 8
Es wirkt auf Haut und Schleimhäute, den Darm, den Wasserhaushalt, Bauchspeicheldrüse und den Unterleib der Frau.

Hauptwirkungen
Reguliert den Flüssigkeitshaushalt: was zu trocken ist, wird durchfeuchtet, was zu nass ist oder gestaut, wird normalisiert.

Tabletten
- Trockene Haut und Schleimhäute (z. B. Augen)
- Hautausschlag mit wässriger Bläschenfüllung, Herpes, Gürtelrose
- Fließschnupfen durch Infekt oder Heuschnupfen
- vermehrter/verminderter Speichel- und Tränenfluss
- Verdauungsstörungen durch Störung des Flüssigkeitshaushalts (z. B. Durch-

fall, Magenkatarrh, Verstopfung)
- Funktionsstörungen der Bauchspeicheldrüse
- hormonelle Störungen, Wechseljahresbeschwerden, v. a. Hitzewallungen mit starker Schweißbildung
- Myome und Zysten
- Kopfschmerzen – hormonell oder witterungsbedingt, Wetterfühligkeit
- unterstützend bei Bluthochdruck
- Durchblutungsstörungen mit kalten Händen und Füßen
- knackende Gelenke, Gelenkrheumatismus

Salbe
- Hautbläschen mit klarem, wässrigem Inhalt (z. B. Blasen am Fuß)
- Hautschuppungen, trockene Haut
- wunde Nase (z. B. bei Schnupfen)
- Scheidentrockenheit

WISSEN

Zu viel Salz in der Suppe

Keine Frage, die meisten Menschen ernähren sich so, dass ihr Kochsalzverzehr weit über dem täglichen Bedarf liegt. Die Folgen, Bluthochdruck und Herz-Kreislauf-Erkrankungen, sind hinreichend bekannt. Weniger bekannt ist, dass zu salzhaltiges Essen auch den Säure-Basen-Haushalt durcheinanderbringt, obwohl Kochsalz eigentlich neutral reagiert. Laut Ragnar Berg entsteht bei zu hohem Salzkonsum ein Überschuss an saurem Chlorid, das aus dem Kochsalz (Natriumchlorid) stammt. Es wird im Bindegewebe abgelagert und trägt zur vorzeitigen Gewebealterung bei. Neuere Forschungen belegen, dass es durch zu viel Kochsalz zu einer vermehrten Ausscheidung von Kalzium im Urin kommt und dass bei dauerhafter salzreicher Ernährung die Osteoporosegefahr steigt.

gelmäßigkeiten des Natriumchlorid-Stoffwechsels, was sich in Störungen des Wasserhaushalts äußert. Die Folgen sind Flüssigkeitsansammlungen und Stauungsödeme – oder Flüssigkeitsmangel, wie beispielsweise ausgetrocknete Schleimhäute. Natriumchlorid wirkt wie Kaliumchlorid ausgesprochen ausgleichend auf alle Schleimhäute.

Das kann Ihnen auffallen

Je nach Art der Natriumchlorid-Störung fallen 2 Extreme auf:
- Zu viel Flüssigkeit: Wasseransammlungen, auch in den Gelenken. Das Gesicht wirkt aufgeschwemmt und gedunsen („Platzbacken", schmierige Lidränder). Es kommt zu vielen wasserklaren Ausscheidungen (starkes Schwitzen, der Schweiß läuft wie Wasser), und es besteht großes Verlangen nach Salzigem.
- Zu wenig Flüssigkeit: trockene Haut und Schleimhäute, die Gelenke knacken bei Bewegung, das Gesicht wirkt eingefallen und ausgetrocknet, keine Lust auf salzige Kost.
- In beiden Fällen ist die Zunge rein mit Schleimstraßen und Wasserbläschen.
- Alle Absonderungen sind nässend und reichlich, dünn, hell-wässrig bis glasigschleimig.

Seelische Ebene

Ein Natriumchlorid-Mensch ist wie der Kaliumchlorid-Mensch stark emotional geprägt. Die seelische Grundstimmung ist Trauer und Freude. Eine Person mit ausgeglichenem Natriumchlorid-Haushalt ist fröhlich. Ist der Natriumchlorid-Stoffwechsel gestört, finden sich die Extreme: Entweder die Körperflüssigkeiten geraten ins Stocken, und es kommt zu Stauungen oder Austrocknung – oder sie laufen über. Auf der emotionalen Ebene geschieht dasselbe – die Gefühle laufen über oder sie verkümmern. Ein Mensch mit einem gestörten Natriumchlorid-Haushalt ist traurig, weinerlich – „hat nahe am Wasser gebaut". Oder aber er kann gar nicht mehr weinen, obwohl er innerlich sehr traurig ist. Seelisch rührt die Problematik, wie so oft, aus frühester Kindheit, in der ein Mangel an Geborgenheit im familiären Umfeld den Flüssigkeitshaushalt gestört hat. Das Schüßler-Salz Nr. 8 kann hier ausgleichend wirken, selbst wenn Störungen bereits früh angelegt wurden.

Einnahme

Bei akutem Geschehen: 3-mal täglich 2 Tabletten, bis die Symptome abklingen

bei Heuschnupfen: während der Pollensaison 3-mal täglich 1 Tablette

bei chronischen Erkrankungen: 3-mal 1 Tablette über mehrere Monate mit anschließender 6-wöchiger Pause

Anwendungsgebiete von Schüßler-Salz Nr. 8

Dieses Schüßler-Salz finden Sie in allen Kuren, in denen es um den Hormon- oder um den Wasserhaushalt geht. So ist es Bestandteil der Heuschnupfenkur (s. Seite 59), der Kur gegen Verstopfung (s. Seite 93), und in der Hormonkur darf es natürlich nicht fehlen. Die Nr. 8 reguliert darüberhinaus die Flüssigkeitsverteilung im Körper und wirkt daher gegen damit verbundenen Beschwerden wie Heuschnupfen, Hitzewallungen in den Wechseljahren und Bluthochdruck.

Natriumchlorid sorgt für die richtige Flüssigkeitsverteilung

Am Beispiel des 8. Schüßler-Salzes lässt sich das Wirkprinzip der Schüßler-Therapie noch einmal verdeutlichen: Das Schüßler-Salz Nr. 8 ist ein nach den Regeln der Homöopathie potenziertes Kochsalz. Und doch hat es eine völlig andere Wirkung als Kochsalz. Hieran lässt sich besonders

gut zeigen, dass eine Störung des Kochsalz-Haushaltes etwas anderes ist als ein „Mangel". Die wenigsten Menschen leiden an einem Kochsalzmangel. Meist ist das Gegenteil der Fall: Es wird viel zu salzhaltig gegessen und dies ist mit ein Grund für den inzwischen zur Volkskrankheit gewordenen Bluthochdruck. Nach Dr. Schüßlers Denkweise gilt hier: Ein Mensch mit Bluthochdruck hat eine Störung des Kochsalz-Haushaltes – und Hilfe bringen hier kleinste Mengen (!) von Natriumchlorid in der Potenz D6 oder D12, die den Körper dazu anregen, die Fehlverteilung des Kochsalzes wieder zu beseitigen. Erst durch die potenzierte Aufbereitung als Schüßler-Salz kann das Natriumchlorid den Mineralstoffhaushalt der Zellen ausgleichen. Herkömmliches Kochsalz ist zu grob strukturiert und erzielt diesen Effekt nicht.

Natürlich reicht es im Falle eines bestehenden Bluthochdrucks nicht aus, nur das Salz Nr. 8 einzunehmen und dabei weiterhin kiloweise übersalzene Wurst zu essen – die Nr. 8 wird es schon regeln. Hier ist eine Änderung der Ess- und oft auch der Lebensgewohnheiten notwendig, wodurch die Wirkung der regulierenden Schüßler-Salze enorm unterstützt wird.

Ein ausgeglichener Flüssigkeitshaushalt des Körpers ist Voraussetzung für den Transport aller Nährstoffe. Die Wirkung von Natriumchlorid erstreckt sich dabei auf alle Körperflüssigkeiten: Blut, Lymphe, Gewebeflüssigkeit, Schweiß, Schleim,

Verdauungssäfte – auch die Magensäure. Dieses Salz wirkt auch gut gegen klimakterisch bedingte Hitzewallungen, bei denen der Schweiß wie Wasser läuft (s. Kasten).

Auch bei starken Wasseransammlungen vor der Regel schaffen wahlweise das Salz Nr. 8 oder die Nr. 10 Abhilfe:

- Nr. 8 Natrium chloratum D6 ist angezeigt, wenn die Zunge rein ist und Bläschen sowie Schleimstraßen aufweist.
- Nr. 10 Natrium sulfuricum D6 sollten Sie nehmen, wenn Ihr Teint bräunlich ist und die Augen, besonders die Oberlider, verquollen sind, die Zunge braun-grünlich gefärbt und meist dick belegt ist.

Für die Behandlung von Beschwerden, die durch die Wechseljahre ausgelöst werden, ist Natriumchlorid als Schüßler-Salz unentbehrlich. Mit Beginn der Wechseljahre lässt natürlicherweise die Östrogenproduktion nach, was sich nachhaltig auf den Flüssigkeitshaushalt im Körper auswirkt. Denn die Östrogene binden Wasser und Gewebeflüssigkeiten. Je weniger Östrogene vorhanden sind, desto trockener werden Haut und Schleimhäute. Aber auch Blutdruckerhöhung kann die Folge des veränderten Flüssigkeitshaushalts sein.

Kur zur Verbesserung des Hormonstoffwechsels

Diese Kur eignet sich besonders gut, um hormonelle Schwankungen, auch in den Wechseljahren auszugleichen. Auch wenn Schüßler-Salze die hormonellen Umstellungen nicht verhindern, so können Sie

---

PRAXIS

Hilfe bei Hitzewallungen

- Schüßler-Salz Nr. 7 – Magnesium phosphoricum D6 bei plötzlichem Hitzegefühl, vor allem im Kopf, mit hochroten Wangen
- Schüßler-Salz Nr. 8 – Natrium chloratum D6, bei Hitzewallungen mit Schweißausbrüchen, wenn der Schweiß wie Wasser schwallartig läuft
- Schüßler-Salz Nr. 11 – Silicea D12, wenn der Schweiß stark sauer riecht

Für alle genannten Salze gilt: als heiße Lösung einnehmen – 10 Tabletten in einem Glas heißem Wasser auflösen und schluckweise trinken. Am Folgetag die heiße Lösung noch einmal wiederholen und an den darauf folgenden Tagen je 3-mal 2 Tabletten vor den Mahlzeiten einnehmen.

mit dieser Kur die Wechseljahre besser überstehen. Sie kombiniert die Salze Nr. 6 (hilft, Altlasten über die Leber auszuscheiden und regt den Hormonstoffwechsel an), Nr. 8 (gleicht den Hormonstoffwechsel aus), Nr. 9 (regt die Nierentätigkeit an und hilft, überschüssige Säuren auszuscheiden) und Nr. 10 (regt den gesamten Stoffwechsel an, Abfallstoffe zu entschlacken, verbessert die Ausscheidung über die Leber und den Darm und entwässert).

Diese Kur hilft letztlich bei allen Störungen des Hormonhaushaltes, auch bei Myomen und Zysten. Um den Hormonhaushalt auszugleichen, eignen sich auch Yogaübungen – allerdings sollten diese täglich durchgeführt werden. Ferner unterstützt eine basenreiche Ernährung mit viel Obst und Gemüse und vor allem mit vielen Bioaktivstoffen aus Blüten und Früchten den Hormonhaushalt.

Nr. 8 bei Heuschnupfen und allergischem Fließschnupfen

Ein gestörter Flüssigkeitshaushalt und dringender Bedarf an Schüßler-Salz Nr. 8 besteht auch bei Heuschnupfen. Ein Hauptsymptom ist die laufende Nase typisch für Natriumchlorid. Daher ist das Schüßler-Salz Nr. 8 das Hauptmittel bei Heuschnupfen. Auch der so weit verbreitete chronische Fließschnupfen, der eigentlich immer einen allergischen Ursprung hat – meist ist es eine Unverträglichkeit auf Nahrungsmittel oder Geschmacksverstärker – lässt sich gut mit Schüßler-Salz Nr. 8 behandeln.

> ## PRAXIS
>
> ### Hormon-Kur
>
> - Schüßler-Salz Nr. 6 – Kalium sulfuricum D6, mittags 2 Tabletten
> - Schüßler-Salz Nr. 8 – Natrium chloratum D6, morgens 2 Tabletten
> - Schüßler-Salz Nr. 9 – Natrium phosphoricum D6, morgens 2 Tabletten
> - Schüßler-Salz Nr. 10 – Natrium sulfuricum D6, abends 2 Tabletten
>
> **Einnahmeempfehlung:** Vor den Mahlzeiten, die Tabletten im Mund zergehen lassen.
> **Dauer der Kur:** 6 Wochen, danach 1 Woche Pause, immer im Wechsel, insgesamt ein knappes Jahr.

Während der Heuschnupfenphase nehmen Sie 3-mal täglich 2 Tabletten der D6. Wenn die Symptome plötzlich auftreten oder wenn nach Genuss eines bestimmten Nahrungsmittels plötzlich Fließschnupfen auftritt, hilft die „Heiße 8": 10 Tabletten in einem Glas heißem Wasser auflösen und schluckweise trinken.

Wenn Sie zu den Menschen gehören, deren Heuschnupfensymptome mit den Frühblühern beginnen und nach Ende der Gräserblüte erst aufhören, dann sollten Sie zusätzlich die Nr. 4 dazu nehmen (s. Empfehlungen auf Seite 59). Auf Seite 59 finden Sie zudem eine Heuschnupfenkur, die sie rechzeitig vor Beginn der Pollensaison durchführen sollten.

Nr. 9 Natrium phosphoricum – das Stoffwechselsalz

Natrium phosphoricum ist das Schüßler-Salz Nr. 9. Es ist ein wichtiges Nieren- und Stoffwechselsalz und hilft, den Körper zu entsäuern, weshalb es Bestandteil von Entgiftungskuren ist. Auch bei Gelenkentzündungen, Magenschleimhautentzündungen und Hautunreinheiten (T-Zonen-Akne) hilft es. Synonyme: Natriumphosphat, phosphorsaures Natrium, Natriummonohydrogenphosphat. Chemische Formel $Na_2HPO_4 \times 12\ H_2O$. Die Regelpotenz ist D6.

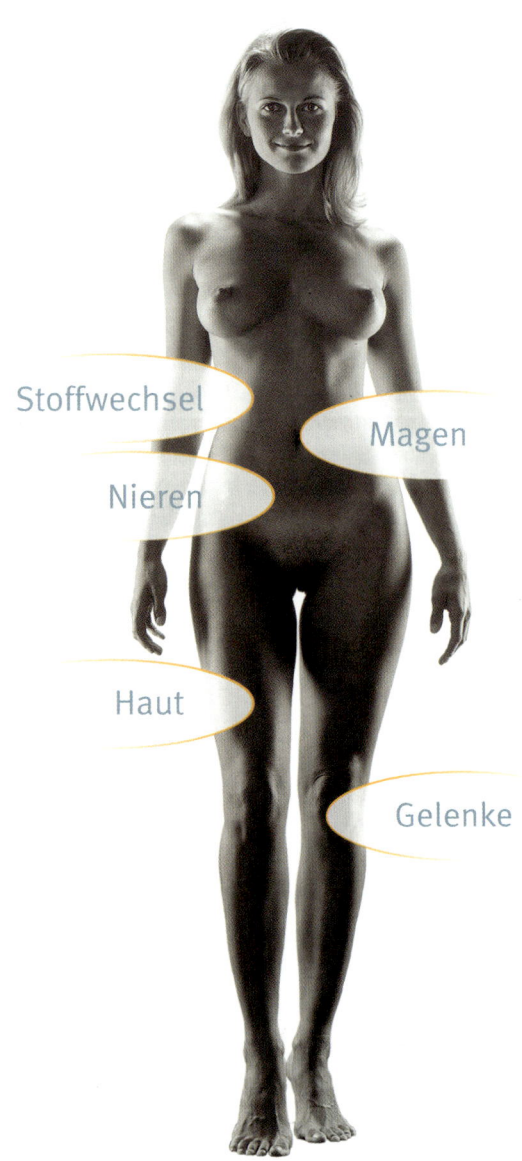

Stoffwechsel

Magen

Nieren

Haut

Gelenke

Natriumphosphat befindet sich wie die meisten Phosphate überwiegend in Gehirn-, Nerven-, Muskel- und Blutzellen, aber auch in der Gewebeflüssigkeit. Natrium phosphoricum ist das wichtigste Salz für die Niere, denn es hält Harnsäure in Lösung und verhindert, dass sich Harnsteine bilden. Es fördert zusammen mit Schüßler-Salz Nr. 11 – Silicea die Ausscheidung der Harnsäure und anderer nierenpflichtiger Stoffe. Damit wirken die Salze Nr. 9 und Nr. 11 der Übersäuerung des Organismus entgegen.

Menschen, die dringend Natriumphosphat als Schüßler-Salz benötigen, haben in der Regel ein starkes Verlangen nach Süßigkeiten. Die Lust auf Schokolade finden Sie auch bei Bedarf an Schüßler-Salz Nr. 7 (Magnesiumphosphat). Schon möglich, dass beide Haushalte gestört sind und sowohl die Nieren als auch das Nerven- und Muskelsystem Probleme bereiten.

Natriumphosphat reguliert den Säure-Basen-Haushalt durch Förderung des Säureabbaus und Anregung der Ausscheidung über die Nieren. Bedarf an Natriumphosphat besteht laut Dr. Schüßler, „wenn Kinder mit Milch und Zucker überfüttert worden sind". Er sprach davon, dass Kinder infolge dieser Fehlernährung durch die überschüssige Säure krank werden.

Phosphate haben, wie bei Salz Nr. 2 ausführlich beschrieben, eine puffernde

WISSEN

Hier wirkt Schüßler-Salz Nr. 9
Es wirkt auf die Nieren, den Stoffwechsel, den Magen, die Gelenke und die Haut.

Hauptwirkungen
Das Salz für die Nieren, zur Entsäuerung und für den Stoffwechsel.

Tabletten
- Irritation der Haut (Akne, auch jugendliche Akne)
- Übersäuerung des Körpers (z. B. bei Beschwerden durch Säurebildner in der Nahrung und/oder Stress, Bewegungsmangel oder Leistungssport)
- Verdauungsstörungen (z. B. nach Fettgenuss oder nach zu viel Süßigkeiten)

- Fettstoffwechselstörungen (zusammen mit Nr. 10 – Natrium sulfuricum)
- Sodbrennen, saures Aufstoßen
- Gallensteine, Koliken
- Blasenentzündungen
- Knochen- und Gelenkbeschwerden
- Gichtanfälle, Rheuma
- zur Unterstützung bei Osteoporose
- Rosacea

Salbe
- Hühneraugen, Furunkel
- rheumatische Gelenkerkrankungen
- Milchschorf
- Hexenschuss, wenn Nr. 7 (Magnesium phosphoricum) nicht hilft
- beginnende Brustdrüsenentzündung

WISSEN

Magenschonend essen

Magenempfindliche Menschen sollten, bevor sie zu Tabletten greifen, erst einmal ihre Ernährung unter die Lupe nehmen: Kaffeekonsum, gebratenes, fettreiches Essen, Alkohol und nicht zu vergessen Süßigkeiten sind für die empfindliche Magenschleimhaut eine Dauerbelastung. Kaffee belastet auch in kleinen Mengen den Magen, denn es reizt ihn zu überschüssiger Säureproduktion, die dann die Magenschleimhaut angreift. Wer ständiges Verlangen nach Süßigkeiten hat, bei dem ist der Phosphathaushalt gestört: ständiges Verlangen nach Schokolade weist auf einen Bedarf an Magnesiumphosphat (Salz Nr. 7) hin, ein generelles Verlangen nach Süßigkeiten weist auf einen Bedarf an Natriumphosphat (Salz Nr. 9) hin. Eine 2- bis 3-wöchige Einnahme des jeweiligen Salzes (3-mal 2 Tabletten) schafft meist Abhilfe.

Wirkung gegen zu viel Säuren und sind darüber hinaus am Aufbau der Knochen beteiligt. Da Schüßler-Salze durch ihre homöopathische Zubereitung – die Potenzierung – den Zellstoffwechsel anregen, wird durch die entsäuernde Wirkung des Natriumphosphats die Energiegewinnung der Zelle verbessert.

Natrium phosphoricum ist zusammen mit dem Salz Nr. 4 (Kalium chloratum) das wichtigste Mittel bei Sodbrennen. Es normalisiert die Stoffwechseltätigkeit nach zu fettreicher und zu eiweißhaltiger Kost – bis zu einem gewissen Grad. Bei chronischen Fällen von Sodbrennen, wenn die Magenschleimhäute schon stark entzündet sind, sollten Sie einen Therapeuten aufsuchen, der Ihnen eine individuelle Schüßler-Salz-Kombination zusammenstellt, denn die Probleme bei chronischer Belastung können komplexer sein. Mitunter gebe ich das Schüßler-Salz Nr. 23 – Natrium bicarbonicum dazu. Das hängt vom „Typ" ab (s. Kur Seite 87). Hinter Sodbrennen versteckt sich manchmal eine Magenschleimhautentzündung. Denken Sie dann auch immer an ein Schleimhautmittel – ein Chlorid: Die Salze Nr. 4 (Kaliumchlorid) und Nr. 8 (Natriumchlorid) kommen hierfür infrage.

Das kann Ihnen auffallen

- Ganz typisch für eine Natriumphosphat-Störung ist die „Säuremaske": eine dunkelrote Verfärbung über Wangen und Nase in der Form eines Schmetterlings.
- Das Kinn, die Kinnspitze ist oft entzündlich rot mit Pickeln und Mitessern.
- Stumpfer Fettglanz, besonders in der T-Zone (Stirn, Nase, Kinn).
- Der Stuhl kann einen schmierigen Fettfilm aufweisen.
- Auffallend bei akutem Bedarf ist die Gier auf alles, was süß ist.
- Die Zunge ist hellgelb-weiß belegt.

- Alle Absonderungen sind nässend, honiggelb-eitrig, rahmartig, trocken; honiggelbe Kruste.

Seelische Ebene

Menschen, die dieses Salz brauchen, sind im wahrsten Sinne des Wortes „sauer" und sehen auch so aus. Der Säure wird im Gesicht durch die „Säuremaske" Ausdruck verliehen. Natriumphosphat- Menschen sind wie alle phosphatbetonten Nerventypen leicht zu überfordern, sehr sensibel, aber sie zeigen ihre Sensibilität nur ungern. Begegnungen mit anderen überfordern sie schnell und sie verstecken sich gerne hinter ihrer „Säuremaske".

Generell haben Natriumphosphat-Menschen ein Problem damit, anderen zu begegnen und sich mit ihnen auseinanderzusetzen. Sie wirken ähnlich wie der Magnesiumphosphat-Mensch angespannt.

Im Gegensatz zu diesem wirken sie aber zusätzlich verschlossen, während die „Schamröte" beim Magnesiumphosphat-Menschen etwas Unschuldiges und jugendlich Erfrischendes an sich hat.

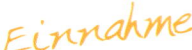

Dieses Salz kann, je nach Dosierung, sehr schnell wirken.

Bei Sodbrennen und Magenschleimhautentzündung: Nr. 9 und Nr. 4 je 3-mal 2 Tabletten für 2–4 Wochen – mindestens 2 Wochen länger, als die Symptome bestehen (Kur s. Seite 87).

Bei rheumatischen Krankheiten, Gicht, Akne, Hautunreinheiten: täglich 3-mal 1 Tablette für 3 Monate. Danach 6 Wochen Pause und bei Bedarf weitere 3 Monate einnehmen.

Anwendungsgebiete von Schüßler-Salz Nr. 9

Schüßler-Salz Nr. 9 findet sich in der Kur für die Gelenke, in der Entgiftungs- und Entsäuerungskur, in der Hormonkur und in der Kur für die Magenschleimhaut.

Kur für die Magenschleimhaut

Diese Kur kombiniert die Salze Nr. 4 (schützt die Magenschleimhaut und wirkt antientzündlich), Nr. 9 (puffert Säuren ab, regt die Nierentätigkeit an) und Nr. 23

(puffert Säuren ab, verbessert den Säure-Basen-Haushalt). Die Kur wirkt somit auch bei Sodbrennen. Bei Magenschleimhautentzündung kommt es nicht zu sehr darauf an, „was" Sie essen, sondern „wie" Sie und wie oft Sie essen. Nehmen Sie Ihre Mahlzeiten regelmäßig zu sich und: Essen Sie sie bewusst und konzentriert. Wenn Sie nun noch Ihren Kaffeekonsum und den Verzehr von Süßigkeiten und von Gebratenem in „normale" Bahnen lenken – dann geht es Ihnen nach der Kur richtig gut.

PRAXIS

Kur für die Magenschleimhaut

- Schüßler-Salz Nr. 4 – Kalium chloratum D6, morgens und mittags 2 Tabletten
- Schüßler-Salz Nr. 9 – Natrium phosphoricum D6, morgens und mittags 2 Tabletten
- Schüßler-Salz Nr. 23 – Natrium bicarbonicum D6, abends 2 Tabletten

Einnahmeempfehlung: Vor den Mahlzeiten, die Tabletten im Mund zergehen lassen.
Dauer der Kur: 6–8 Wochen – danach 2 Wochen Pause, dann noch einmal 6–8 Wochen. Bei Bedarf wiederholen.

Entgiftungskur

- Schüßler-Salz Nr. 6 – Kalium sulfuricum D6, am Nachmittag 2 Tabletten
- Schüßler-Salz Nr. 9 – Natrium phosphoricum D6, vor dem Frühstück 2 Tabletten
- Schüßler-Salz Nr. 10 – Natrium sulfuricum D6, vor dem Abendessen 2 Tabletten
- Schüßler-Salz Nr. 11 – Silicea D12, vor dem Mittagessen 2 Tabletten

Einnahmeempfehlung: Lassen Sie die Tabletten im Mund zergehen.
Dauer der Kur: 6–8 Wochen.

Kur zur Entgiftung und Entsäuerung

Diese Kur empfehle ich gerne im Frühjahr oder Herbst begleitend zum Basenfasten, denn sie eignet sich bestens, um den Winter- oder Sommerurlaubsspeck loszuwerden und den Stoffwechsel anzukurbeln. Sie enthält die Salze Nr. 6 (entgiftet die Leber und regt den Leberstoffwechsel sowie den gesamten Stoffwechsel an, Gifte auszuscheiden), Nr. 9 (regt die Nieren an, überschüssige Säuren auszuscheiden), Nr. 10 (regt die Galle und die Ausscheidung über den Darm an und entwässert) und Nr. 11 (zur Entgiftung des Bindegewebes und der Nieren).

Achten Sie darauf, wann Sie individuell das Gefühl haben, dass es Ihnen nun „reicht". Je nach Gesundheitszustand und Veranla-gung (Typ), kann das schon nach 4 Wochen sein oder aber erst nach 12 Wochen. Erfahrungsgemäß machen die empfindsamen phosphat- und siliceabetonten Nerventypen eine Entgiftungskur lieber in kleineren Portionen und wiederholen sie später noch einmal. Die sulfatbetonten Powertypen, die meist „hart im Nehmen" sind, können auch mal richtig lospowern und die Kur verlängern.

Zusätzliche Empfehlungen

Wenn Sie diese Kur ohne Basenfasten durchführen wollen, so sollten Sie wenigstens darauf achten, Ihren Konsum an tierischem Eiweiß einzuschränken und auf obst- und gemüsereiche Kost den Schwerpunkt legen. In jedem Fall sollten Sie viel trinken, am besten Kräutertee und Quellwasser. Eine kürzere und speziellere Entgiftungskur finden Sie auf Seite 98.

Nr. 10 Natrium sulfuricum –
das Salz für die Ausscheidung

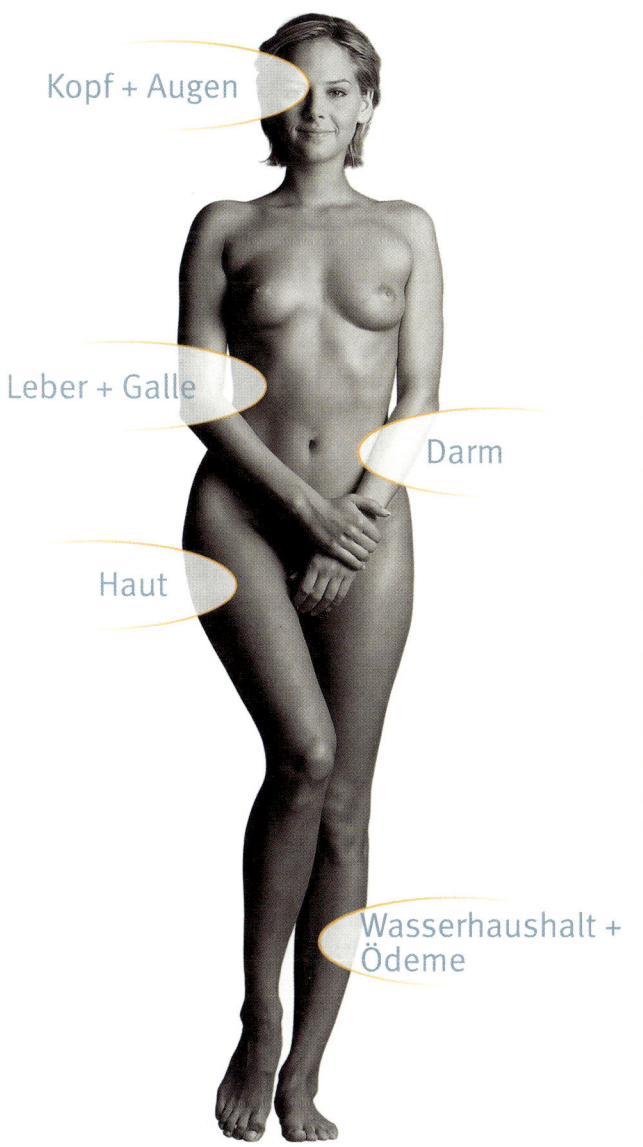

Kopf + Augen

Leber + Galle

Darm

Haut

Wasserhaushalt +
Ödeme

Natrium sulfuricum ist das Schüßler-Salz Nr. 10. Es fördert die Ausscheidungs- und Verdauungsvorgänge, indem es v. a. die Gallen- und Darmtätigkeit anregt. Es ist damit das wichtigste Ausleitungsmittel in der Biochemie. Wie Salz Nr. 8 regelt es den Wasserhaushalt und hilft gegen Ödeme. Synonyme: Natriumsulfat, schwefelsaures Natrium, Glaubersalz, Sal miraculum. Chemische Formel $Na_2SO_4 \times 10\ H_2O$. Die Regelpotenz ist D6.

Natriumsulfat findet sich vor allem in den Gewebeflüssigkeiten und ist das Hauptentschlackungsmittel in der Biochemie. Es entwässert und fördert die Ausscheidung von Stoffwechselschlacken über den Darm. Durch die Entgiftung wird der gesamte Stoffwechsel angeregt, und bei Fastenkuren oder bei gesundheitsfördernden Diäten wird die Gewichtsabnahme erleichtert.

Natriumsulfat ist vielen Menschen besser bekannt als Glaubersalz. Wer es kennt, verzieht gleich schmerzhaft sein Gesicht, denn es gibt sicher Angenehmeres, als einen halben Liter Glaubersalz zu trinken, um den Darm während einer Fastenkur damit zu reinigen. Glaubersalz als Schüßler-Salz – in homöopathischer Potenzierung – ist kein Abführmittel, aber es entfaltet seine Hauptwirkung auf die Verdauungsorgane Galle, Leber und Bauchspeicheldrüse. Es fördert die Ausscheidung über den Darm, indem es die Entgiftung vorantreibt. Die entgiftende Wirkung erstreckt sich auf alle Körperflüssigkeiten: Blut, Lymphe, Gewebeflüssigkeit, Schleim, Schweiß.

Alle Natriumsalze wirken im Zwischenzellbereich auf die Körperflüssigkeiten, die Kaliumsalze dagegen tief in die Zelle hinein. Das Salz Nr. 10 und das Salz Nr. 6 (Kaliumsulfat) ergänzen sich so perfekt in

WISSEN

Hier wirkt Schüßler-Salz Nr. 10
Es wirkt als Ausscheidungsmittel unter anderem auf Darm, Leber, Galle und Haut.

Hauptwirkungen
Das Ausleitungsmittel in der Biochemie – kurbelt die Ausscheidung über den Darm an.

Tabletten
- Giftbelastung (durch Fehlernährung, Alkohol)
- Ödeme, vor allem um die Augen
- Aknepusteln/-pickel, fettige Haut
- Verdauungsstörungen, Verstopfung (s. auch Salz Nr. 5 und 8), morgendliche Durchfälle

- Blähungen mit unangenehm riechenden Winden
- Fettstoffwechselstörungen bei Fettsucht
- hohe Blutfettwerte (Cholesterin, Triglyzeride)
- erhöhte Leberwerte
- Bluthochdruck
- rheumatische Beschwerden
- Kopfschmerzen

Salbe
- Hühneraugen
- Hautpilzerkrankungen
- Bläschen mit eitrigem Inhalt
- Ausschläge mit gelblichen bis braunen Schuppen

WISSEN

Ernährung, die entgiftet

Schüßler-Salz Nr. 10 unterstützt den Körper bei der Ausscheidung unerwünschter Stoffe – entgiftet also. Diese Wirkung können Sie über die Ernährung noch verstärken. Dazu müssen Sie nicht gleich eine ganze Woche Basenfasten einlegen. Sie beginnen bereits zu entgiften, wenn Sie statt ihres täglichen Honigbrotes zum Frühstück frisches reifes Obst essen, wenn Sie anstelle des Wurstbrotes mittags einen knackigen Salat oder etwas Gemüse essen, wenn Sie mal 1–2 Wochen auf Alkohol, Süßigkeiten und/oder Kaffee verzichten. Je mehr Obst und Gemüse, Pilze, frische Kräuter und Nüsse Sie in Ihren täglichen Speiseplan einbauen, umso mehr entlasten Sie Ihren Stoffwechsel und können entgiften. Sie brauchen einen Plan dafür? Dann probieren Sie die Detox-Kur ab Seite 109.

ihrer entgiftenden Wirkung. Manchmal ist es schwer, zu unterscheiden, welches im Einzelfall besser wirkt, und es ist kein Fehler, sie zu kombinieren. Beides sind Sulfate und beide entgiften. Beide Typen haben einen gelbbraunen Hautton, und die Feinheiten, wie etwa der leichte Grünstich bei Bedarf an Salz Nr. 10, sind für einen Anfänger nicht sofort erkennbar. Da die meisten Menschen Mischtypen sind, muss auch der „Profi" genau hinschauen.

Wenn chronisch entzündliche Krankheiten mit dem Salz Nr. 6 allein nicht in den Griff zu bekommen sind, können Sie zusätzlich 3-mal 1 Tablette des Salzes Nr. 10 – Natrium sulfuricum in D6 einnehmen. Auch bei Hautunreinheiten können Sie das Salz Nr. 10 anwenden.

Es ist auch Bestandteil meiner Entsäuerungskur (s. Seite 88). Wenn Sie den Eindruck haben, dass nicht nur Ihr Darm, sondern auch Ihre Leber, Ihre Nieren und Ihr Bindegewebe eine Entgiftung brauchen, können Sie das Salz Nr. 10 auch zusammen mit den Salzen Nr. 6, 9 und 11 einnehmen.

Das kann Ihnen auffallen

- Geschwollene Augenlider, vor allem am Morgen: „Bei Lidödem hilft Nummer 10."
- entzündliche Röte, vor allem um die Nase
- grünlich bräunlicher Hautton, olivfarbener Schatten um den Mund
- meist dunkelbraune Augen
- Zunge grünlich belegt, manchmal ist es nur ein grüner Streifen in der Mitte, bitterer Geschmack ist möglich
- alle Absonderungen nässend, gelblichwässrig, gelblich grün, grün-eitrig, trocken, gelbliche Schuppen

Seelische Ebene

Giftbelastung schränkt den Menschen in seiner inneren Freiheit ein. Ein mit Schlacken verstopfter Darm macht Menschen träge und wenig flexibel. So wird das Leben durch eine „verbissene" Brille gesehen und Prinzipienreiterei entsteht. Den Menschen belastet das, er spürt es auch, ist aber Sklave seines eigenen Ballasts. Loslassen ist hier ein wichtiges Thema, und der Druck – auch der Blutdruck – kann wieder sinken.

Bei Störungen des Natriumsulfat-Stoffwechsels findet man häufig auch erhöhte Cholesterinwerte, die nicht nur eine Folge falscher Ernährung sind. Cholesterin befindet sich in den Zellmembranen und dient der Zelle als Schutz vor giftigen Stoffen, wie beispielsweise Schwermetallen. Der Körper „mauert" sozusagen, schützt

sich, und das tut auch der Mensch auf der seelischen Ebene. Sobald die Entgiftung in Gang gesetzt ist, ist der Betreffende wieder in der Lage, die Welt mit anderen, mit offenen Augen zu sehen. Und eine depressive Grundstimmung, die oft mit einer Störung des Natriumsulfat-Haushalts einhergeht, hat keine Basis mehr.

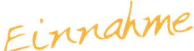

Einnahme

Zur Darmentgiftung 3-mal täglich 2 Tabletten. Wenn Sie von sich wissen, dass Sie normalerweise sehr schnell auf Medikamente reagieren, sollten Sie erst einmal mit 3-mal täglich 1 Tablette beginnen und dann für einige Tage auf 3-mal täglich 2 Tabletten gehen.

Anwendungsgebiete von Schüßler-Salz Nr. 10

Schüßler-Salz Nr. 10 darf in der Entgiftungs- und Entsäuerungskur (s. Seite 88) und in der Kur für den Hormonstoffwechsel (s. Seite 82) nicht fehlen. Da es auch ein sehr wichtiges Salz zur Anregung des Darms ist, ist es auch Bestandteil einer Kur gegen Verstopfung. Zudem wirkt es ebenso wie das Salz Nr. 8 entwässernd.

Welches Salz zum Entwässern?

Sowohl das Salz Nr. 8 (Natrium chloratum) als auch das Salz Nr. 10 wirken entwässernd. Sie fragen sich nun vielleicht, wie Sie unterscheiden sollen, welches Salz in Ihrem Fall am besten hilft. Diese Frage

können Sie sich nur beantworten, wenn Sie Ihr Äußeres genau „unter die Lupe nehmen".

Ist Ihr Gesicht blass, wirkt es gedunsen, ist die Zunge frei von Belag und sind allenfalls kleine Schleimbläschen am Zungenrand zu sehen? Dann liegt eine Verteilungsstörung des Natriumchlorids vor, und „frisches" Wasser, das eigentlich im Körper verteilt und verwertet werden sollte, wird durch zu viel Natriumchlorid im Gewebe gebunden – eine Wasseransammlung also.

Hat Ihr Gesicht einen gelbbraunen Unterton, ist Ihre Haut eher grobporig und haben Sie einen gelb-braunen bis grünlichen

PRAXIS

Kur zur Entwässerung

- Schüßler-Salz Nr. 9 – Natrium phosphoricum D6, morgens 2 Tabletten
- Schüßler-Salz Nr. 8 – Natrium chloratum D6, morgens und mittags 2 Tabletten
- Schüßler-Salz Nr. 10 – Natrium sulfuricum D6, mittags und abends 2 Tabletten

Einnahmeempfehlung: Vor den Mahlzeiten im Mund zergehen lassen.
Dauer der Kur: 12 Wochen, bei hormonell bedingten Wasseransammlungen nach einer 12-wöchigen Pause noch einmal wiederholen.

Kur gegen Verstopfung

- Schüßler-Salz Nr. 5 – Kalium phosphoricum D6, vor dem Frühstück 2 Tabletten
- Schüßler-Salz Nr. 8 – Natrium chloratum D6, mittags 2 Tabletten
- Schüßler-Salz Nr. 10 – Natrium sulfuricum D6, mittags und abends 2 Tabletten

Einnahmeempfehlung: Vor den Mahlzeiten im Mund zergehen lassen.
Dauer der Kur: 2–3 Monate in Verbindung mit einer Umstellung der Essgewohnheiten, einer Erhöhung der Trinkmenge von Wasser und Bewegung.

Zungenbelag, eventuell mit einem bitteren Geschmack? Dann hat sich das von den Zellen und Geweben bereits verbrauchte Wasser (Schlackenflüssigkeit) angesammelt und kann nicht abtransportiert werden, weil eine Verteilungsstörung von Natriumsulfat vorliegt. Natriumchlorid als Schüßler-Salz ist folglich dann hilfreich, wenn der Wassertransport zu den Zellen gestaut ist, und Natriumsulfat als Schüßler-Salz immer dann, wenn der Wasserabtransport aus den Zellen gestaut ist.

Kur zur Entwässerung

Bei Neigung zu Wasseransammlungen (Ödemen) kommen im Wesentlichen 2 Schüßler-Salze infrage: Salz Nr. 10 – Natrium sulfuricum und Salz Nr. 8 – Natrium chloratum. Für den Ungeübten ist es nicht leicht zu erkennen, wie sich ein Ödem, das Nr. 10 benötigt, von einem unterscheidet, das die Nr. 8 braucht. Manchmal sind auch die Antlitzzeichen nicht so eindeutig, und es gibt auch, besonders bei Mischtypen, immer mal wieder den Fall, dass beide Salze hilfreich sind, denn bei beiden Salzen äußern sich Störungen gerne durch Stauungen und Wasseransammlungen.

Deshalb ist eine Kur, die beide Salze enthält und zusätzlich ein Salz für die Niere, das die Ausscheidung über den Urin anregt, hier ideal. Dazu bietet sich das Nierensalz Natrium phosphoricum (Salz Nr. 9) an. Wasseransammlungen in den Beinen, in den Händen, um die Augen oder im ganzen Gesicht lassen sich mit dieser Kombination wieder ausschwemmen.

Allerdings ist es wichtig, gleichzeitig auch auf die Ernährung zu achten, denn zu salzhaltiges Essen kann das Wasser in den Geweben zurückhalten. Das ist insbesondere dann der Fall, wenn Sie ein chloridbetonter Gefühlstyp oder ein sulfatbetonter Powertyp sind.

Diese Kur hilft auch bei hormonell bedingten Wassereinlagerungen – in der prämenstruellen Phase, in der es bei vielen Frauen zu Wasseransammlungen in den Händen oder in den Brüsten kommt. Auch bei prämenstruellem Syndrom spielt die Ernährung eine Rolle: Mit mehr Obst und Gemüse und weniger Salz im Essen können Sie daher den Effekt der Kur verstärken. Oft hilft schon eine Woche Basenfasten, um die Neigung zu Wasseransammlungen zu reduzieren.

Kur gegen Verstopfung

Basenreiche Kost und tägliche Bewegung in Verbindung mit hoher Flüssigkeitsaufnahme sollten die meisten Formen der Verstopfung in Schach halten. In seltenen Fällen hat Verstopfung andere Ursachen – oft auch eine seelische – versuchen Sie es mit dieser Kur, denn die Nr. 5 und die Nr. 8 in dieser Kur haben auch ihre Wirkung für die seelischen Hintergründe des Geschehens im Darm.

Wichtig ist es, viel Wasser (am besten Quellwasser) und verdünnte Kräutertees zu trinken. Bei stressbedingter Verstopfung können auch die Salze Nr. 3 Ferrum phosphoricum D12 und Nr. 7 Magnesium phosphoricum D6 helfen, die Anspannung zu lösen.

Nr. 11 Silicea –
das Bindegewebsmittel

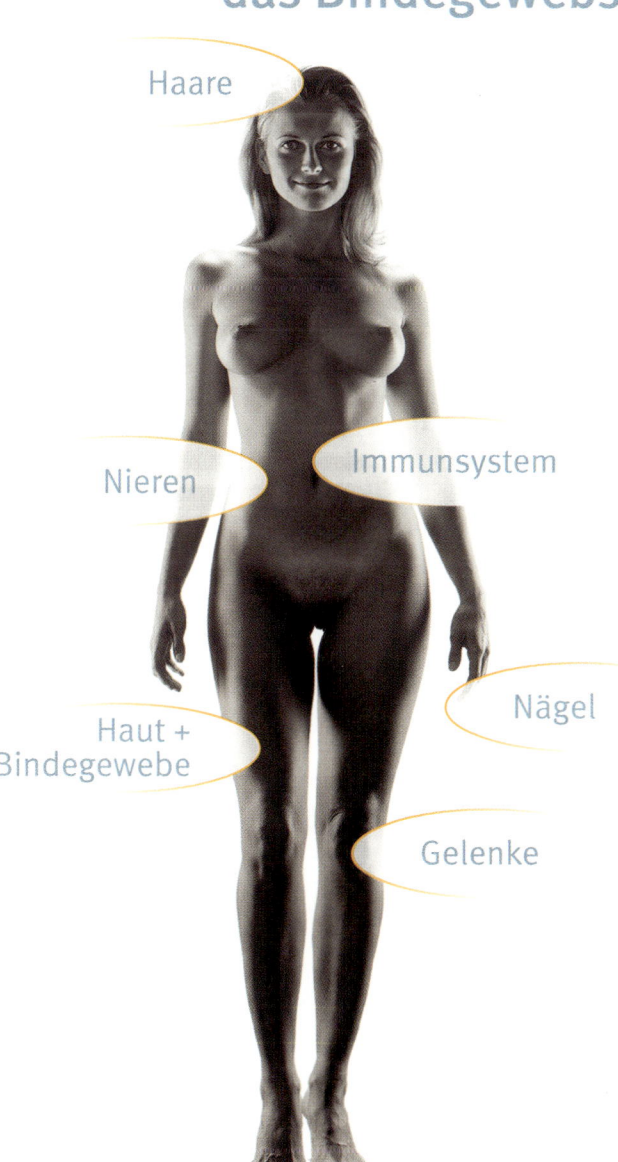

Haare

Nieren

Immunsystem

Nägel

Haut +
Bindegewebe

Gelenke

Silicea, das Schüßler-Salz
Nr. 11, ist das Salz für Haare, Haut, Nägel und für ein
festes Bindegewebe – kurz,
für die Schönheit und gegen
vorzeitige Faltenbildung. Silicea ist aber auch das wichtigste Eitermittel und stärkt
das Immunsystem, indem
es bestimmte Immunzellen
im Bindegewebe aktiviert.
Synonyme: Kieselsäure, Kie-
selsäureanhydrid, Quarz,
Sand. Chemische Formel
$SiO_2 \times H_2O$. Die Regelpotenz
ist D12.

95

Silicea ist ein wesentlicher Bestandteil des Bindegewebes, der Haare und Nägel. Auch in der Oberhaut, den Schleimhäuten, in den Knochen, Nerven und in den Lungen ist es zu finden. Silicea gehört zu den bekanntesten Schüßler-Salzen. Es ist das Schönheitsmittel und das Anti-Aging-Mittel in der Biochemie.

Während Ferrum phosphoricum das Hauptsalz für das Immunsystem im Blut ist, ist Silicea das Hauptsalz für die Abwehrprozesse im Bindegewebe, wo es Fresszellen des Immunsystems aktiviert. Es unterstützt die entschlackende Wirkung des Schüßler-Salzes Nr. 9, indem es das Bindewebe entsäuert. Im Bindegewebe bewirkt es zudem die Vernetzung der kollagenen Fasern, wodurch die Elastizität der Haut und der Gewebe verbessert wird. Dank dieser Eigenschaft und durch die Unterstützung der Entsäuerung verbessert Silicea das Bindegewebe und wirkt der Cellulitis entgegen. Silicea unterstützt das Haut-, Haar- und Nagelwachstum und ist bei Haarausfall und brüchigen Nägeln das Mittel der Wahl. Sie erinnern sich? Bei kreisrundem Haarausfall hilft das Schüßler-Salz Nr. 5 (Kaliumphosphat).

Zusammen mit dem Schüßler-Salz Nr. 1 (Calcium fluoratum) ist Silicea ein wichtiges Mittel, um vorzeitigen Alterungsprozessen vorzubeugen. Silicea fördert die Elastizität, schützt vor Arteriosklerose und stabilisiert die Knorpel. Auf den Calcium-

---

WISSEN

Hier wirkt Schüßler-Salz Nr. 11

Es wirkt auf Haut, Haare, Nägel, das Immunsystem und das Bindegewebe, aber auch auf die Gelenke und die Nieren.

Hauptwirkungen

Schönheitsmittel und Antiaging-Mittel – hält jung und elastisch.

Tabletten

- Haar- und Nagelwachstumsstörungen, Nagelbrüchigkeit (in Schichten)
- Akne (auch Nr. 9 und Nr. 10)
- Eiterungsprozesse, Fisteln, Furunkel, Gerstenkorn
- chronische Nasennebenhöhleninfekte mit Eiterbildung

- schwaches Immunsystem
- Arteriosklerose
- Gelenkerkrankungen (Arthrose)
- Alterungsprozesse, vorzeitige Störungen bei der Knochenbildung
- Hitzewallungen mit sauer riechendem Schweiß

Salbe

- Brüchige, dünne oder dicke Finger- und Fußnägel
- raue Haut, übermäßige Faltenbildung
- schlecht heilende Haut
- entzündete Eiterpusteln, entzündeter Nagelumlauf (chronisch)
- Narben

WISSEN

Ernährung für die Schönheit

Eine reine, glatte Haut und ein fester Bauch – fast alle Menschen – Frauen wie Männern – wünschen sich das. Trotzdem werden bedenkenlos Burger & Co. in den Mund geschoben und mit Cola runtergespült. Aber diese Ernährung lässt die Pickel sprießen und macht Dellen ins Gewebe (Cellulitis). Klar können Sie nun mit Schüßler-Salzen Nr. 9, Nr. 10 und Nr. 11 gegensteuern – aber noch schneller und nachhaltiger geht es mit Obst, Salat und Gemüse statt Fastfood. Eine Detox-Woche (Seite 109) in Kombination mit den passenden Schüßler-Salzen gegen unreine Haut (s. unten) bringt die Haut wieder zum Strahlen. Wenn Sie dann noch das eine oder andere Rezept aus der Kur in den Alltag mitnehmen, dann gehören Cellulitis und unreine Haut bald der Vergangenheit an.

stoffwechsel der Knochen und Zähne hat Silicea eine regulierende Wirkung.

Das kann Ihnen auffallen

- Knitterfältchen um die Augen, vor den Ohren, viele kleine Fältchen im Gesicht
- Glasurglanz, glasiger Glanz, eventuell mit Rötung
- Haut durchscheinend, Augen meist hellblau
- eingefallene Höhlung im Bereich des Oberlids
- vorzeitiges Altern
- Zunge ist meist trocken mit seifigem Geschmack
- alle Absonderungen nässend, eitrig, trocken, gelbe Eiterkrusten

Wenn Sie nur die äußeren Zeichen haben, also beispielsweise Knitterfältchen, aber keine anderen Krankheitssymptome hinzukommen, dann besteht bei Ihnen kein akuter Bedarf an Silicea.

Wenn Sie nach den genannten Zeichen ein Silicea-Mensch sind, können Sie bei Infekten, rheumatischen Beschwerden oder Entzündungen immer Silicea zur Unterstützung dazunehmen. Selbst wenn aufgrund ihrer Beschwerden und des akuten Zungenbefundes ein anderes Schüßler-Salz im Vordergrund steht, erweist sich die unterstützende Einnahme von Silicea als hilfreich.

Seelische Ebene

Silicea-Typen sind oft ängstliche und konfliktscheue Menschen, die sich nicht so gerne mit ihrer eigenen Meinung hervortun. Wenn sie zu einer Sache tatsächlich einen eigenen Standpunkt haben, beharren sie nicht darauf. Da sie ein starkes Harmoniebedürfnis haben, verzichten sie schon allein deshalb auf Konflikte, die ihrer Meinung nach unnötig sind. Sie fühlen sich in der Regel für alles verantwortlich und zuständig und leiden darunter, wenn ihre Bemühungen nicht zu harmonischen Begegnungen der Menschen untereinander führen.

Silicea hat wie Natriumphosphat einen starken Bezug zur Niere. Die Niere ist ein wichtiges, aber auch „kapriziöses" Ausscheidungsorgan – denn sie scheidet nur bestimmte Stoffe in bestimmter Menge zu bestimmten Zeiten aus. In diesem Punkt hat die Niere keine Toleranzen – also eine gewisse Starre. Silicea ist ein Mittel, das die Elastizität fördert – auch im geistigen Sinne. Silicea-Menschen, die akute oder chronische Störungen aufweisen, können geistig erstarren. Silicea-Menschen dagegen, die gesund leben, sind geistig sehr

rege und vital. Meist reagieren sie schnell auf Medikamente und brauchen oft nur wenige Tabletten, um ihre Probleme wieder in den Griff zu bekommen.

Einnahme

Bei der ersten Einnahme vorsichtig dosieren: mit 2- bis 3-mal 1 Tablette beginnen.

Achtung: Silicea hat die Eigenschaft, Eiter, aber auch Fremdkörper aus dem Körper zu ziehen. Das kann bei Implantaten, Herzschrittmachern u. Ä. zu Komplikationen führen. Fragen Sie im Zweifel Ihren Therapeuten um Rat.

Anwendungsgebiete von Schüßler-Salz Nr. 11

Schüßler-Salz Nr. 11 findet sich in zahlreichen Kuren: In der Arthrose-Kur (s. Seite 36), in der Kur für Schwangerschaft und Stillzeit (s. Seite 43), in der Sportler-Kur (s. Seite 77) und natürlich in der Entgiftungskur (s. Seite 88). Nun folgen noch einige Kuren, vor allem für Haut, Haare und Bindegewebe, in denen Silicea ein wichtiger Bestandteil ist.

Kuren für schöne Haut

Silicea ist ein wichtiges Eitermittel in der Biochemie, und daher denkt man auch bei Akne zunächst an Silicea. Wenn Sie sich mit unreiner Haut, Akne, Ekzemen oder anderen Hautproblemen plagen, dann gibt

es neben Silicea auch andere Schüßler-Salze, mit denen Sie diesem Übel zu Leibe rücken können – auch dann, wenn die Probleme hormonbedingt sind. Wenn Ihre Hautunreinheiten sich in erster Linie in der Zone um den Mund befinden, haben Sie ein sogenanntes periorales Ekzem, das auf Darmprobleme schließen lässt. In den meisten Fällen habe ich festgestellt, dass die betroffenen Patienten an Verdauungsstörungen wie Verstopfung, Durchfall oder Reizdarm leiden. Weitere Untersuchungen ergeben dann so gut wie immer, dass Nahrungsmittelunverträglichkeiten oder Allergien vorhanden sind. Lassen Sie das erst einmal abklären und denken Sie an die Salze Nr. 9 und Nr. 10 (Einnahmeempfehlungen siehe entsprechende Kapitel).

Auch Schüßler-Salz Nr. 10 – Natrium sulfuricum D6 hilft gegen Akne, vor allem dann, wenn sich die Akne über das ganze Gesicht und oft auch über Rücken und Dekolleté verbreitet hat. Nr. 10 wirkt stark entgiftend und beschleunigt die Ausscheidung von Giftstoffen, die sonst über die Haut ausgeschieden werden müssten. Das entlastet die Haut und das Hautbild wird ruhiger. Besonders dann, wenn die Zunge einen braunen bis grünlichen Belag aufweist und die Gesichtsfarbe eher gelb bis braun – ohne Einfluss von Sonne – ist, sollten Sie sich bei Hautunreinheiten für dieses Salz entscheiden. Das Schüßler-Salz Nr. 10 kurbelt außerdem den Stoffwechsel an und verbessert die Verdauung. Auch bei Akne gilt: Ernährung umstellen, weniger Fett, weniger Eiweiß, mehr Obst und Gemüse und weniger Süßigkeiten.

Tipps für eine faltenfreie Haut

Wenn Sich bereits erste Knitterfältchen zeigen, können Sie die Kur gegen vorzeitige Hautalterung (s. Kasten) durch die dazu gehörige Salbenmischung unterstützen. Lassen Sie sich in der Apotheke die Salbe Nr. 1 (Calcium fluoratum) „N" und Salbe Nr. 11 (Silicea) „N" zusammenmischen. Ihr Apotheker füllt Ihnen diese Mischung in eine Salbenkruke oder auf Wunsch in eine Tube. Die neuen Salbengrundlagen „N" sind durch ihre leichtere Konsistenz angenehmer und kommen den Bedürfnissen nach einer kosmetischen Verwendung dieser Salze sehr entgegen.

Für den Körper verwenden Sie nach dem Duschen die Schüßler-Salz-Lotion Nr. 11 im Wechsel mit der Lotion Nr. 1. Verwenden Sie zuerst immer eine Tube Lotion Nr. 11, wenn diese leer ist, wechseln Sie zu Nr. 1 – auf diese Weise können Sie die Lotionen täglich verwenden und haben trotzdem kleine Therapiepausen eingebaut.

Schüßler-Salze gegen Cellulitis

Die Kur gegen Cellulitis ist in Verbindung mit Basenfasten und Sport besonders schnell wirksam. Zur Bindegewebeverbesserung und gegen Cellulitis nehmen Sie Schüßler-Salz Nr. 1 – Calcium phosphoricum in Verbindung mit Schüßler-Salz Nr. 11 – Silicea. Wenn Ihr Bindegewebe in einem sehr schlechten Zustand ist, können Sie zusätzlich das Salz Nr. 10 – Natrium sulfuricum dazu nehmen, um die Schadstoffe aus dem Bindegewebe schneller loszuwerden. Nehmen Sie von jedem der genannten Salze täglich 2 Tabletten über den Tag verteilt über einen Zeitraum von etwa 3 Monaten ein.

Kur gegen Haarausfall

Bei kreisrundem Haarausfall sollten Sie zusätzlich Schüßler-Salz Nr. 5 – Kalium phosphoricum einnehmen: morgens und mittags je 2 Tabletten zusammen mit den übrigen Tabletten in dieser Kur (s. Kasten auf Seite 100). Und: Die möglichen seelischen Ursachen ergründen – mithilfe eines Therapeuten. Haarausfall kann auch durch Übersäuerung oder Belastung mit Schwermetallen entstehen. In diesem Fall hilft die Entsäuerungskur (Seite 88). Auch in den Wechseljahren kann es zu Haarausfall kommen. Dann eignet sich die Hormonkur (Seite 82).

PRAXIS

Kuren für eine schöne Haut
Hautunreinheiten

3-mal 1 Tablette über einen Zeitraum von 8 Wochen:

- rote, entzündete Unreinheiten, fettige Haut, T-Zonen-Akne: Nr. 9 – Natrium phosphoricum D6
- eitrige Unreinheiten auf trockener Haut: Nr. 11 – Silicea D12
- Unreinheiten auf trockener, schuppiger Haut, gelbbrauner Teint: Nr. 6 – Kalium sulfuricum D6
- Akne über das ganze Gesicht, fettige Haut, Haut gerötet, entzündet auf gelbbraun-grünlichem Teint: Nr. 10 – Natrium sulfuricum D6

Trockene, raue, rissige Haut

3-mal 1 Tablette über einen Zeitraum von 8 Wochen:

- starke Verhornungsneigung und Schwielen: Nr. 1 – Calcium fluoratum D12, auch als Salbe
- trockene glatte Haut: Nr. 8 – Natrium chloratum D6
- trockene faltige Haut: Nr. 11 – Silicea D12
- Trockene Haut, gelbbrauner Teint, Hautjucken, Pigmentflecken: Nr. 6 – Kalium sulfuricum D6

Kur gegen vorzeitige Hautalterung

- Schüßler-Salz Nr. 1 – Calcium fluoratum D12
- Schüßler-Salz Nr. 11 – Silicea D12

Einnahmeempfehlung: 2-mal 2 Tabletten vor den Mahlzeiten im Mund zergehen lassen.

Dauer der Kur: 8–12 Wochen Kur, 4 Wochen Pause – danach wiederholen.

Kur gegen Haarausfall

- Schüßler-Salz Nr. 1 – Calcium fluoratum D12 – 2 Tabletten vor dem Frühstück
- Schüßler-Salz Nr. 9 – Natrium phosphoricum D6 – 2 Tabletten vor dem Frühstück
- Schüßler-Salz Nr. 11 – Silicea D12 – mittags und abends 2 Tabletten
- Schüßler-Salz Nr. 21 – Zincum chloratum D6 – abends 2 Tabletten

Einnahmeempfehlung: Vor den Mahlzeiten im Mund zergehen lassen.

Dauer der Kur: 3 Monate. Bei schon sehr lange bestehendem Haarausfall die Kur nach 4 Wochen Pause wiederholen.

Nr. 12 Calcium sulfuricum – das Salz bei eitrigen Prozessen

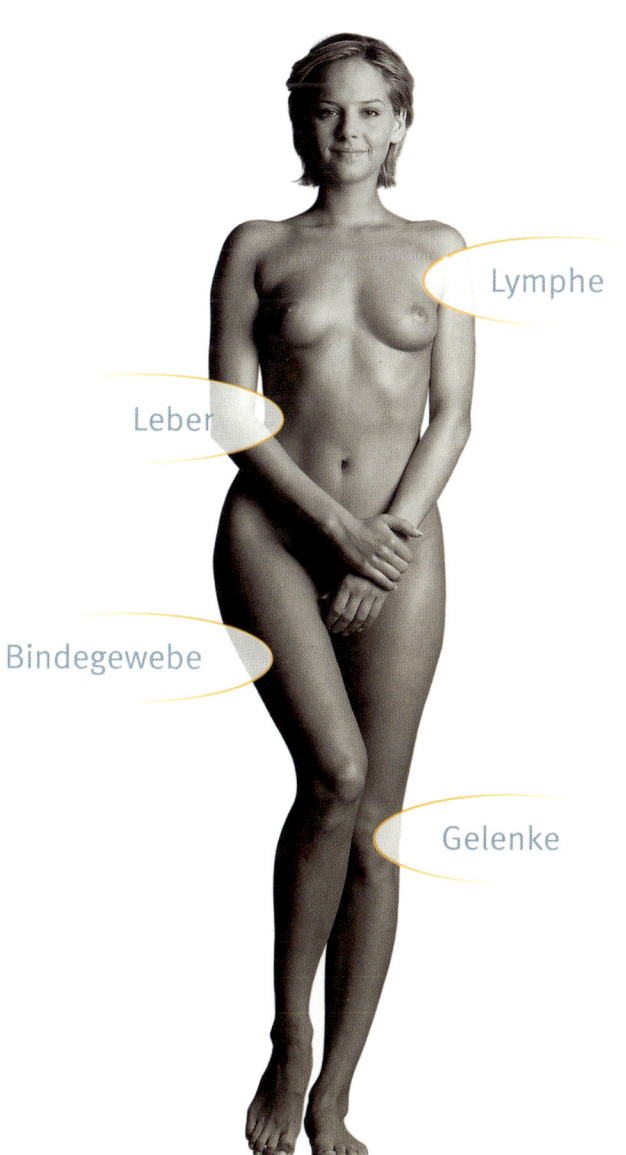

Lymphe

Leber

Bindegewebe

Gelenke

Calcium sulfuricum ist das Schüßler-Salz Nr. 12. Es hilft bei eitrigen Prozessen und Gelenkerkrankungen, wenn Nr. 9 und Nr. 11 nicht wirken. Für Dr. Schüßler war es ein großes Bindegewebsmittel. Es regt den Lymphfluss an und wird dadurch oft als Begleitmittel bei chronischen Infekten eingesetzt. Synonyme: Calciumsulfat, Gips. Chemische Formel $CaSO_4 \times 2\,H_2O$. Die Regelpotenz ist D6.

Im Jahr 1873 führte Dr. Schüßler den „Gips", das 12. Schüßler-Salz, als Entgiftungsmittel für das Bindegewebe ein. In späteren Jahren war er jedoch nicht mehr davon überzeugt, dass Calciumsulfat wirklich ein regelmäßiger Bestandteil der Galle ist, und hat deshalb dieses Mittel wieder verworfen. Dabei bezog er sich auf ein Lehrbuch seiner Zeit, in dem davon ausgegangen wurde, dass Sulfate nur an Natrium oder Kalium (Salz Nr. 6 und Nr. 10) gebunden im Körper vorkommen. Da es ihm sehr wichtig war, nur die Mineralien zuzulassen, die wirklich im menschlichen Organismus vorkommen, strich er das Calciumsulfat aus seiner Liste.

Heute weiß man aber, dass Calciumsulfat in der Leber und in der Galle vorkommt. Die positiven Wirkungen des Calciumsulfats haben Schüßlers Nachfolger daher dazu veranlasst, dieses Salz als 12. Salz wieder zu verwenden. Meiner Erfahrung nach ist es ein sehr bedeutendes Lymphentgiftungsmittel, und die meisten Therapeuten, auch ich, arbeiten ganz selbstverständlich damit. Auch als Eitermittel findet es, wenn Silicea nicht hilft, Verwendung. Tatsächlich hat es ähnliche Wirkungen wie Silicea, ist allerdings selten das Mittel der ersten Wahl.

Seine Hauptwirkung entfaltet es dabei im Binde- und Stützgewebe, wo es die Lymphflüssigkeit entgiftet und aufbauend wirkt. Auch bei chronischen Infekten ist es hilfreich, weil es das Lymphsystem unterstützt. Wie alle Sulfate hat es auch eine entzündungshemmende Wirkung auf die Haut, aber auch auf die Gelenke (z. B. bei Rheuma). Ebenfalls wie alle Sulfate wirkt Calciumsulfat entgiftend.

WISSEN

Hier wirkt Schüßler-Salz Nr. 12

Das Schüßler-Salz Nr. 12 wirkt auf Gelenke, Bindegewebe, Lymphe und Leber, und es ist ein wichtiges Eitermittel, wenn Silicea nicht hilft. Es hat somit vergleichbare Anwendungsgebiete wie Silicea und Natrium phosphoricum und wird gerne mit ihnen zusammen eingesetzt, u.a. bei Rheuma, hartnäckigen chronischen Entzündungen und Infekten.

Hauptwirkungen
Das Salz für Gelenke, Lymphe und bei eitrigen Prozessen.

Tabletten
- Haut- und Schleimhauteiterungen (mit Abfluss)
- Wachstumsstörungen der Knochen
- chronische rheumatische Erkrankungen wie Arthritis
- Leberfunktionsstörungen
- Lymphknotenentzündung

Salbe
Hier liegen noch keine Erfahrungen vor, denn diese Salbe kommt erst jetzt auf den Markt.

WISSEN

Rheuma: Entzündungsverursacher im Essen

Rheumatische Erkrankungen gehen einher mit Entzündungen, und gegen die ist wirklich ein Gras gewachsen: pflanzliche Kost. Tierische dagegen – vor allem Fleisch, Schweineschmalz, Wurst, fettreiche Milchprodukte und Käse – erhöhen die Entzündungsbereitschaft. Sie wirken, so der Chefarzt der Hamburger Rheumaklinik – wie „Brandbeschleuniger" auf Entzündungen. Omega-3-Fettsäuren (neben in Fischöl übrigens auch in Leinöl enthalten!) sowie Obst und Gemüse senken die Entzündungsbereitschaft. Deshalb setzt man in der Hamburger und in der Berliner Rheumaklinik inzwischen auf obst- und gemüsereiche Ernährung gegen Rheuma, teilweise sogar mit einer ärztlich begleiteten Fastenwoche. Die Erfolge stellen sich oft schon nach 1–2 Wochen ein. Übriges: Basenfasten und basenreiche Ernährung schafften ebenfalls Entlastung bei rheumatischen Erkrankungen und verringern damit die Schmerzen.

Das kann Ihnen auffallen

Die Zeichen im Gesicht und an den Ausscheidungen sind nicht leicht zu erkennen:
- Die Zunge kann am Zungengrund lehmartig belegt sein.
- Alle Absonderungen sind nässend, eitrig, Blut im Eiter, gelb bis grün, dick.

Seelische Ebene

Über dieses Salz ist weniger bekannt als über die ersten 11 Schüßler-Salze. Ich persönlich arbeite sehr gerne damit, sowohl bei Kindern als auch bei Erwachsenen. Es ist für mich das Mittel der Wahl, wenn ein Mensch in der Lebensphase, in der er mich aufsucht, gerade orientierungslos ist. Meist fühlen sich diese Patienten vom Leben überfordert und leiden daher an Kopfschmerzen, Infekten, Lymphabflussstörungen oder an Gelenkproblemen. Entscheidend für die Mittelwahl ist für mich ihr seelischer Zustand, wenn die sonstigen Zeichen im Gesicht und auf der Zunge nicht eindeutig ein anderes Schüßler-Salz verlangen.

Erwachsene, die dieses Salz benötigen, fallen durch ihre Hilflosigkeit und Orientierungslosigkeit auf – sie wirken manchmal wie Kinder, die zu früh eingeschult wurden und sich in der neuen Welt noch nicht zurechtfinden.

Einnahme

Bei Bedarf an diesem Salz ist die Einnahme von 3-mal täglich 1 Tablette zu empfehlen. Die Einnahmedauer sollte einige Tage länger sein, als die Symptome vorhanden sind. Bei rheumatischen Erkrankungen empfiehlt sich eine 3-monatige Einnahme von 3-mal täglich 1 Tablette.

Anwendungsgebiete von Schüßler-Salz Nr. 12

Dieses Salz findet sich nicht in so vielen Kuren – es gehört zu den Schüßler-Salzen, die nicht so häufig Anwendung finden. Das mag unter anderen daran liegen, dass Dr. Schüßler selbst dieses Salz am Ende seines Lebens nicht mehr eingesetzt hat. Im Folgenden finden Sie es in der Kur für die Gelenke und in der Heuschnupfen-Kur (s. Seite 59).

Kur für die Gelenke

Bei chronischen Gelenkbeschwerden stehen Ernährung und Bewegung in Verbindung mit der Kur für die Gelenke an erster Stelle, wenn sich die Schmerzen auf Dauer verbessern sollen. Diese Kur hilft auch sehr gut gegen Rheuma (s. Kasten). Lassen Sie das Krankheitsgeschehen in jedem Fall von medizinischer Seite abklären. Auch die Detox-Kur in diesem Buch ist bei Gelenkbeschwerden ein guter Einstieg.

Chronische Infekte und Beherdungen

Wenn Sie den Verdacht haben, dass bei Ihnen eine Erkrankung chronisch geworden ist, sollten Sie abklären lassen, ob eine Beherdung – also eine Besiedlung mit Bakterien – den Heilprozess hindert. Dies ist besonders dann der Fall, wenn nach mehrtägiger Einnahme der Salze Nr. 4 oder 6 keine deutlich spürbare Besserung der Symptome auftritt. Beherdungen können sein: chronische Entzündungen an Zahnwurzeln, im Kiefer, in Zahntaschen, in Nasennebenhöhlen, im Darm oder Unterleib. Oft müssen solche Herde erst beseitigt werden, damit der Heilprozess in Gang kommen kann.

Vor allem Wurzelbehandlungen an Zähnen können nach einer gewissen Zeit zu Beherdungen führen. Bei einer solchen Behandlung gibt der Zahnarzt in der Regel eine Keime abtötende, antibiotische Substanz dazu, die eine bakterielle Ansiedelung verhindert. Nach einer gewissen Zeit ist diese Substanz aber aufgebraucht, und es kommt zur Keimansiedlung und damit zu einem schwelenden Entzündungsprozess – eine typische Beherdung. Interessanterweise merken Sie das als Betroffener nur selten. Nur Ihre Vitalität leidet – aber das könnte ja auch andere Ursachen haben. Auf diese Weise kann eine Beherdung Sie viel Lebensenergie kosten. Ein guter Zahnarzt kann auf einer Röntgen-Panoramaaufnahme Herde erkennen und etwas dagegen unternehmen.

Die Einnahme von Schüßler-Salz Nr. 6 – Kalium sulfuricum – über mehrere Wochen unterstützt den Heilungsprozess enorm, denn es hilft, Eiweiße abzubauen. Bedenken Sie, dass Bakterien auch aus Eiweiß bestehen. Mitunter muss bei einer starken Beherdung ein Antibiotikum eingesetzt werden, und auch hier ist die Nachbehandlung mit Kalium sulfuricum angebracht. Je nach Typ und Art ihrer Be-

PRAXIS

Kur für die Gelenke

- Schüßler-Salz Nr. 8 – Natrium chloratum D6, mittags 2 Tabletten
- Schüßler-Salz Nr. 9 – Natrium phosphoricum D6, vor dem Frühstück 2 Tabletten
- Schüßler-Salz Nr. 12 – Calcium sulfuricum D6, mittags und abends 2 Tabletten

Einnahmeempfehlung: Vor den Mahlzeiten im Mund zergehen lassen.
Dauer der Kur: 2–3 Monate in Verbindung mit einer Umstellung der Essgewohnheiten.

Kur gegen chronische Infekte

- Schüßler-Salz Nr. 4 – Kalium chloratum D6, morgens 2 Tabletten
- Schüßler-Salz Nr. 6 – Kalium sulfuricum D6, mittags und abends 2 Tabletten
- Schüßler-Salz Nr. 12 – Calcium sulfuricum D6, mittags und abends 2 Tabletten

Einnahmeempfehlung: Vor den Mahlzeiten im Mund zergehen lassen.
Dauer der Kur: 12 Wochen.

schwerden kommen zur Nr. 6 auch andere Schüßler-Salze zur Anwendung.

Reduzieren Sie während der im Kasten beschriebenen Kur das tierische Eiweiß in Ihrer täglichen Ernährung– vor allem die Milchprodukte. Trinken Sie mindestens 2,5 Liter Wasser (am besten Quellwasser) oder verdünnten Kräutertee, das unterstützt den Schleimabgang.

Meine Bitte: Wenn Sie den Verdacht haben, dass eine wie auch immer geartete Beherdung die Ursache für Ihren Vitalitätsverlust ist, dann „doktern" Sie nicht allein daran herum. Das gehört in die Hand eines erfahrenen Schüßler-Therapeuten in Zusammenarbeit mit einem Zahnarzt, die dann beide die Störherde ermitteln und einen sinnvollen Therapieplan für Sie aufstellen können.

Die Ergänzungsmittel

Nach Schüßlers Tod fanden seine Nachfolger 12 weitere wichtige Mineralsalze, die „Ergänzungsmittel". Für viele Therapeuten stellen sie eine wertvolle Ergänzung der 12 Hauptmittel dar, indem sie deren Wirkung optimieren.

Wenn Sie jetzt gerade anfangen, sich mit Schüßler-Salzen zu beschäftigen, dann empfehle ich Ihnen, sich erst einmal eingehend mit den 12 Hauptsalzen zu befassen. Es dauert einige Zeit, bis Sie diese Salze gründlich kennengelernt haben. Wenn Sie sich mit den Salzen Nr. 1 bis 12 sicher fühlen, dann fällt es Ihnen auch leichter, die Ergänzungsmittel anzuwenden. Die Ergänzungsmittel können zusätzlich zu den 12 Hauptmitteln eingenommen werden. Ich suche das oder die Hauptmittel immer zuerst unter den ersten 12 Salzen und setze dann, nach Bedarf, Ergänzungsmittel ein. Da diese Salze sich mehr zur unterstützenden Behandlung eignen, werden sie selten allein eingenommen. Ausnahme: Wenn das entsprechende Hauptmittel nicht hilft (s. Übersicht im folgenden Kapitel), dann nehmen Sie das Ergänzungsmittel allein ein.

Einnahme

In der Regel genügen morgens oder abends maximal 2 Tabletten des Ergänzungsmittels. Wie bei den ersten 12 Salzen gilt auch hier: vor den Mahlzeiten einnehmen und die Tabletten im Mund zergehen lassen.

Die Ergänzungsmittel im Überblick

Nr. 13: Kalium arsenicosum (Kaliumarsenit): für die Schleimhäute; bei Magen-Darm-Katarrh mit Übelkeit und Durchfall; bei Schwächezuständen und Abmagerung; auch bei hartnäckigen Hautausschlägen und Ekzemen, wenn Nr. 6 nicht hilft.

Nr. 14: Kalium bromatum (Kaliumbromid): bei Schlafstörungen und Unruhe, Nerven- und Beruhigungsmittel, wenn Nr. 5 und 7 nicht helfen.

Nr. 15: Kalium jodatum (Kaliumjodid): bei Störungen der Schilddrüsenfunktion und daraus entstehenden Beschwerden wie Erschöpfung,

Zittern, Schwitzen, erhöhter Puls, wenn Nr. 2 nicht hilft.

Nr. 16: Lithium chloratum (Lithiumchlorid): bei depressiven Störungen und zur Verbesserung des Eiweißstoffwechsels, wenn Nr. 6 und 10 nicht helfen. Bei rheumatischen Erkrankungen, wenn Nr. 9 und Nr. 12 nicht helfen.

Nr. 17: Manganum sulfuricum (Mangansulfat): gutes Mittel zur Unterstützung chronischer Entzündungen, vor allem des Lidrandes; wirkt auch unterstützend bei Allergien, wenn Nr. 2 und Nr. 4 nicht helfen. Verbessert die Eisenaufnahme im Körper – kann daher zusätzlich zu Salz Nr. 3 bei chronischem Eisenmangel genommen werden.

Nr. 18: Calcium sulfuratum (Calciumsulfid): zur intensiven Entgiftung, auch von Schwermetallen; bei hartnäckigen Hautausschlägen, die durch Schwermetallbelastungen verursacht sind, wenn Nr. 6 nicht hilft. Bei Erschöpfungszuständen, wenn Nr. 3 und Nr. 5 nicht helfen.

Nr. 19: Cuprum arsenicosum (Kupferarsenit): zur Unterstützung gegen Krämpfe, vor allem Darmkrämpfe, Koliken; bei Appetitlosigkeit, wenn Nr. 7 nicht hilft.

Nr. 20: Kalium aluminium sulfuricum (Kalium-Aluminiumsulfat, Alaun): bei Magen-Darm-Koliken mit Blähungen, wenn Nr. 7 und Nr. 10 nicht helfen; wirkt entzündungshemmend und fördert die Blutgerinnung, wenn Nr. 3 nicht hilft.

Nr. 21: Zincum chloratum (Zinkchlorid): aktiviert die Enzyme und regt daher den Stoffwechsel und das Immunsystem an; auch zur Unterstützung zusammen mit Silicea gegen Haarausfall und brüchige Nägel, wenn die Nr. 11 allein nicht hilft. Auch bei Schlafstörungen, wenn Nr. 7 nicht hilft.

Nr. 22: Calcium carbonicum (Calciumcarbonat): unterstützend bei allen hartnäckigen Hauterkrankungen (z. B. Neurodermitis), auch bei Ekzemen; unterstützend zum Aufbau von Knochen und Zähnen, wenn Nr. 1 nicht hilft. Auch bei Erschöpfungszuständen, wenn Nr. 3 und Nr. 5 nicht helfen.

Nr. 23: Natrium bicarbonicum (Natriumbicarbonat, Natron): zur tieferen Umstimmung bei Übersäuerungsproblemen, rheumatischen Erkrankungen und chronischer Magenschleimhautentzündung, wenn Nr. 9 nicht hilft.

Nr. 24: Arsenicum jodatum (Arsentrijodid): bei Schilddrüsenüberfunktion, großer körperlicher Schwäche, Unruhe, Angst; auch bei ständig gereizten Schleimhäuten, bei nässenden Ekzemen, wenn Nr. 4 und 5 nicht helfen.

Entzündungen und
Säure-Basen-Haushalt

Die gesunde Funktion der Schleimhäute im gesamten Organismus ist von einem ausgeglichenen Säure-Basen-Haushalt abhängig. Wenn Sie sich jahrelang überwiegend von Säurebildnern ernähren, dann schädigen Sie damit auch Ihre Schleimhäute, was die Entzündungsbereitschaft erhöht.

Fleisch, Wurst, Käse, Milchprodukte, Weißbrot, Nudeln, Pizza, Kuchen, Süßigkeiten, Kaffee, Limonade, Alkohol – durch dauerhaft erhöhten Konsum von Säurebildnern kommt es außerdem zu einer Störung des Chlorid-Stoffwechsels, wogegen die Schüßler-Salze Nr. 4 und Nr. 8 helfen.

Es ist durchaus interessant, sich diese Zusammenhänge einmal unter diesem Blickwinkel anzusehen. Wenn Sie beispielsweise eine Sehnenscheidenentzündung am Arm haben, denken Sie sicher an das Salz Nr. 1 wegen der Sehnen. Das ist richtig. Aber an welches Entzündungsmittel denken Sie? An Schüßler-Salz Nr. 3? Besser ist das Salz Nr. 4, denn es handelt sich dabei nicht wirklich um einen akuten Prozess. Meiner Erfahrung nach entstehen solche Entzündungen als Folge eines Ungleichgewichts in einem inneren Organ. In diesem Fall ist der Darm die Ursache, was ein Therapeut sofort daran erkennt, dass Dickdarm-Akupunkturpunkte im Bereich der Entzündung schmerzhaft reagieren.

Was hat der Dickdarm mit einer Sehnenscheidenentzündung zu tun? Der Dickdarm leidet mitunter sehr unter der heute üblichen säureüberschüssigen Kost. Dadurch werden die Schleimhäute des Darms ständigen Reizen ausgesetzt, und es kommt zu der eingangs erwähnten Entzündungsbereitschaft. Die Entzündung muss sich nicht im Darm manifestieren, sie kann auch – wie hier – die Armsehnen betreffen. Das ist das Geheimnis des sogenannten Tennisellenbogens, der selten allein vom Tennis kommt. Lediglich die Überbeanspruchung durch die einseitige Bewegung beim Tennis macht diese Sehnen zum „Ort des geringsten Widerstandes" für eine Entzündung. Das „Maussyndrom" – die moderne Variante des Tennisellenbogens – sucht all jene heim, die ständig am PC arbeiten und ihren Säure-Basen- und damit den Mineralstoffhaushalt zusätzlich durch falsche Ernährung durcheinanderbringen.

Das Salz Nr. 4 ist das Schüßler-Salz der Wahl. Es wirkt umso nachhaltiger, je mehr Sie Ihre Schleimhäute durch gesunde, vitalstoffreiche Kost schonen.

Basische Detox-Kur

Schüßler-Salze eignen sich hervorragend für eine Detox-Kur zur Entlastung und Entgiftung des Körpers, besonders in Verbindung mit basenreicher Vollwerternährung und viel Bewegung. Wenn Sie das Bedürfnis für eine körperliche und seelische Verschnaufpause verspüren, ist diese basische Detox-Woche genau das Richtige.

Mit dieser Kur machen Sie Ihren Stoffwechsel, Ihr Immunsystem und Ihre Verdauungsorgane fit gegen Infekte, Allergien und Stoffwechselstörungen. Sie können diese Kur in Ihren Alltag einbauen, effektiver und erholsamer ist sie, wenn Sie in dieser Woche nicht ihrer üblichen Arbeit und ihren Alltagstätigkeiten nachkommen müssen. Auch wenn Sie gerade einen Infekt, eine andere Krankheit oder eine stressige Lebensphase überstanden haben, hilft eine Detox-Kur, angestaute Krankheits- und Stressreste abzubauen. Wenn Sie dieses sanfte Entgiftungsprogramm effektiver gestalten wollen, können Sie anstelle der hier vorgeschlagenen basenreichen Rezepte auch rein basische Rezepte aus meinem Kochbuch „Basenfasten – das große Kochbuch" (Literatur s. Seite 156) verwenden und damit eine Basenfastenwoche nach der Wacker Methode® machen, unterstützt durch eine Detox-Kur mit Schüßler-Salzen. Weitere Infos unter www.basenfasten.de.

So bereiten Sie sich vor

Lesen Sie die Rezepte aufmerksam durch und machen Sie sich eine Einkaufsliste (Seite 110). Wenn Sie feststellen, dass Sie manche Zutaten der Rezepte überhaupt nicht mögen – beispielsweise Rote Bete, dann können Sie auch ein anderes Gemüse dazu verwenden. Wichtig ist allerdings, dass Sie an den Nieren- und Bindegewebstagen möglichst Wurzelgemüse wie Rote Bete, Karotten, Wurzelpetersilie, Pastinaken verwenden und keine kühlenden Lebensmittel wie Tomaten oder Gurken. Kartoffeln dürfen Sie an allen Tagen essen. Besorgen Sie sich in der Apotheke Glauberoder Bittersalz für Ihren Darmtag. Wenn Sie kein Salz verwenden wollen, machen Sie einen Einlauf mit einem Irrigator oder lassen sich rechtzeitig bei einem Arzt oder Heilpraktiker einen Termin zur Colon-Hydro-Therapie (Darmreinigung mit Wasser) geben. Einen Therapeuten finden Sie unter www.bcht.de.

Einkaufsliste für die Detox-Kur

Aus der Apotheke

Schüßler-Salze – jeweils die kleine Packung zu 80 Stück:
- Nr. 6 – Kalium sulf. D3
- Nr. 9 – Natrium phos. D3
- Nr. 10 – Natrium sulf. D3
- Nr. 11 – Silicea D3
- Nr. 12 – Calcium sulf. D3
- Nr. 23 – Natrium bicar. D6
- Eine kleine Menge Glaubersalz

Lebensmittel
Gemüse und Obst

- 6 Äpfel (oder anderes Obst der Saison)
- 4 Bananen (oder anderes Obst der Saison)
- 3–4 Zitronen
- 1 Päckchen vorgekochte Rote Bete
- 3 Zwiebeln
- 5 große Kartoffeln
- 4 große Petersilienwurzeln
- 1 Stange Lauch
- 16 Karotten
- 1 kleiner Kohlrabi
- 1 Handvoll frische Champignons
- 3 Handvoll frischen Spinat
- 1 reife Avocado
- 1 Handvoll Cocktail-tomaten

- 1 kleiner Blattsalat der Saison
- 3 Hände voll Feldsalat
- 1 Chicoree

Gewürze und Kräuter
- 1 kleine frische Ingwer-wurzel
- Kräutersalz
- Sesamsalz (Gomasio)
- Curcuma, gemahlen
- schwarzer Pfeffer aus der Mühle
- Chilipulver
- etwas frischer Schnitt-lauch
- 1 kleiner Bund Glatt-petersilie
- 1 kleiner Bund frische Min-ze (zur Not getrocknete)
- 3 Schalen Kresse

Nüsse und Samen
- Erdmandelflocken (Chufas Nüssli – Reformhaus)
- 1 Handvoll frische Walnüsse
- 1 kleine Packung Pinienkerne
- 1 kleine Packung Cashewkerne
- 1 kleine Packung Sonnenblumenkerne
- 2 kleine Packung Mandelblättchen

- 1 kleines Päckchen Kokosflocken
- 1 kleine Packung Hirse
- 1 kleine Packung Hirseflocken
- Galgant, gemahlen

Sonstiges
- 1–2 Packungen einhei-mischer Kräutertee, z. B. Morgengruß und Abend-traum von Lebensbaum
- Sonnenblumenöl
- Aceto Balsamico
- 1 kleines Päckchen Gemüsebrühe
- 1 kleine Flasche Schwarz-rettichsaft (Reformhaus, Apotheke)
- 1 kleines Vollkornbrot aus dem Bioladen, am besten Hafer-Gerste-Ganzkorn oder Dinkel
- 2 Packungen reiner Schafskäse
- 1 kleine Packung Ziegen-frischkäse
- Butter – evtl. Ghee
- Mandelmus, wahlweise Öl für den Karottensaft
- 1 Handvoll schwarze Oliven
- 1 Gläschen Olivencreme (Reformhaus, Naturkost-laden)

Getränke

Morgens Ingwertee, dazu ein kleines (etwa 3 cm großes) Stück frischen Ingwer schälen, in Scheiben schneiden, in eine Tasse geben und mit kochendem Wasser übergießen. In den ersten 3 Tagen zusätzlich etwas 2,5 Liter Kräutertee aus einheimischen Kräutern oder heißes Wasser zur Nierenstärkung trinken. Ab dem vierten Tag können Sie zwischendurch auch kaltes Wasser trinken. Auf Kaffee, schwarzen und grünen Tee sollten Sie verzichten – auch wenn Ihnen das in den ersten 2 Tagen etwas Kopfschmerzen bereiten kann. Auch Alkohol ist natürlich tabu.

Am Morgen

Beginnen Sie jeden Morgen mit einigen Minuten Yoga – ein gutes Allroundprogramm und leicht zu lernen sind die 5 Tibeter. Auch Pilates oder eine ganz normale Gymnastik beleben Körper und Geist am Morgen. Morgens ist die richtige Zeit für einen frisch gepressten Saft oder für frisches Obst.

Am Mittag

Das ist die richtige Zeit für einen Rohkostsalat – bis 14 Uhr kann der Stoffwechsel die beste Verdauungsarbeit leisten.

Am Abend

Nehmen Sie möglichst Ihr Abendessen vor 19 Uhr ein – nur so kann der Körper nachts seiner Stoffwechselarbeit in Ruhe nachgehen und die nötige nächtliche Entgiftung vornehmen. Achten Sie darauf, abends keine Rohkost mehr zu essen.

1. Tag Nierenentlastung

An Ihrem ersten Detox-Tag steht die Entlastung und Entsäuerung Ihrer Nieren auf dem Plan. Denn sie sind verantwortlich für die Ausscheidung all der Stoffe, die beim Abbau von Eiweiß entstehen und für die Ausscheidung von Säuren allgemein. Besonders die empfindlichen phosphatbetonten Menschen profitieren davon, wenn zu Beginn dieser Kur die Nieren entlastet werden. Nachdem Sie – vor dem Frühstück – Ihr Yoga oder Pilates gemacht haben, wird es Zeit für Ihr erstes Schüßler-Detox.

Frühstück

Basenreiches Müsli mit Pinienkernen. Dazu 1 kleinen Apfel und 1 Banane in kleine Scheiben schneiden, 2 Esslöffel Erdmandelflocken, einige Pinienkerne und den Saft einer ½ Zitrone untermischen.

Mittagessen

Lauwarmer Rote-Bete-Salat mit Hirse (Menge für 2 Tage). Dazu 1 Tasse Hirse mit 2 Tassen Wasser und etwas Kräutersalz aufkochen, ca. 12 Minuten kochen und 10 Minuten nachquellen lassen. Ein Päckchen vorgekochte Rote Bete in dünne Streifen schneiden, mit einem halben Schälchen Kresse vermischen, ½ Teelöffel Sesamsalz (Gomasio) dazugeben und den Saft einer ¼ Zitrone darüberträufeln. Die Hirse untermischen und warm verzehren.

BASICHE DETOX-KUR

PRAXIS

Ihre Schüßler-Salze für heute

Morgens: 10 Tabletten Schüßler-Salz Nr. 9 D3 in heißem Wasser aufgelöst vor dem Frühstück schluckweise trinken
mittags und abends: je 2 Tabletten Nr. 23 – Natrium bicarbonicum D6 vor den Mahlzeiten einnehmen

Abendessen
Petersilienwurzelcremesuppe (Menge für 2 Tage). Dazu 1 Zwiebel würfeln und in

2 Esslöffel Sonnenblumenöl glasig dünsten, etwas Kräutersalz, etwas Curcuma und etwas schwarzen Pfeffer dazugeben. 4 große Petersilienwurzeln und 3 große Kartoffeln grob in Stücke schneiden und mit 1 Liter Wasser und 1 Gemüsebrühwürfel zu den Zwiebeln geben und etwa 15 Minuten garen. Anschließend die Suppe mit einem Zauberstab pürieren und mit der restlichen Kresse bestreuen.

Ihr Abendprogramm
Gönnen Sie sich an Ihrem ersten Abend ein Lavendelölbad zum Entspannen und gehen Sie früh zu Bett. Legen Sie sich am besten eine Wärmflasche auf die Nieren.

2. Tag Entsäuerung des Bindegewebes

Heute liegt der Schwerpunkt Ihrer Kur auf dem Bindegewebe. Im Bindegewebe werden unter anderem Säuren, die nicht ausgeschieden werden können, zwischenge-lagert, bis sie über die Nieren den Körper verlassen. Kieselsäure hilft, das Bindegewebe zu reinigen, weshalb neben Schüßler-Salz Nr. 11 die kieselsäurehaltigen Getreide wie Hirse und Quinoa hilfreich sind.

PRAXIS

Ihre Schüßler-Salze für heute

Morgens: 5 Tabletten Schüßler-Salz Nr. 9 D3 zusammen mit 5 Tabletten Schüßler-Salz Nr. 11 D3 in heißem Wasser aufgelöst vor dem Frühstück schluckweise trinken
abends: 2 Tabletten Schüßler-Salz Nr. 11 D3 vor dem Abendessen im Mund zergehen lassen

Frühstück
Hirseflocken-Müsli mit Cashewkernen. Dazu 1 kleinen Apfel und 1 kleine Banane klein schneiden, 2 Esslöffel Cashewkerne, 2 Esslöffel Hirseflocken und den Saft einer halben Zitrone untermischen.

Mittagessen
Die zweite Hälfte des Rote Bete-Salats. Geben Sie heute eine Hand voll klein gehackte Walnüsse dazu. Erwärmen Sie den Salat kurz vor dem Verzehr – die Nieren mögen lieber warme Gerichte.

Abendessen

Rest der Petersilienwurzelcremesuppe, die Sie gestern zubereitet haben. Alternativ, wenn Sie heute keine Suppe mögen: Quinotto mit Spinat und Pilzen. Kochen Sie dazu etwa 1 Tasse Quinoa (Reformhaus, Naturkostladen) mit 2 Tassen Wasser und etwas Kräutersalz 10 Minuten und lassen es 10–15 Minuten nachquellen. Lassen Sie 1 klein geschnittene Zwiebel in etwas Olivenöl glasig werden und geben Sie 1 Handvoll in Scheiben geschnittene Champignons dazu. Nach kurzem Umrühren geben Sie 3 Handvoll gewaschenen Spinat dazu und würzen alles mit Sesamsalz, schwarzem Pfeffer und etwas Curcuma.

Ihr Abendprogramm

Gönnen Sie sich heute einen Spaziergang an der frischen Luft, um abzuschalten.

3. Tag Entlastung und Reinigung des Darms

Nachdem Sie nun 2 Tage Ihren Körper schonend entsäuert haben, ist heute der Darm dran. Der Darm ist ein ganz zentrales Ausscheidungsorgan, und schon durch ein basenreiches Essen wird er entlastet. Eine wirkliche Darmentlastung findet allerdings nur statt, wenn Sie Ihren Darm einmal gründlich reinigen oder reinigen lassen. Und das ist heute Ihr Programm für den Abend.

Frühstück

Trinken Sie 1 Glas Schwarzrettichsaft zur Entschleimung. Sie können den Schwarzrettichsaft selbst auspressen, dazu benötigen Sie 2 große Schwarzrettiche und natürlich einen Entsafter. Sie können sich aber auch im Reformhaus oder in der Apotheke einen Schwarzrettichsaft kaufen. Wirklich lecker schmecken sie beide nicht, aber sie entschleimen und entgiften daher ungemein und sind sehr basenbildend. Danach gibt es zum sattwerden eine Scheibe Vollkornbrot mit einer reifen Avocado und etwas Sesamsalz.

Mittagsessen

1 Blattsalat der Saison und Ihrer Wahl mit Schafkäse, danach 1 Tasse Gemüsebrühe. Verwenden Sie kein Fertigdressing – ein frisches Dressing ist schnell gemacht: Nehmen Sie 1 Esslöffel Olivenöl, etwas guten Balsamico, Sesamsalz, schwarzen Pfeffer und frischen Schnittlauch oder Kresse und einige Stückchen Schafkäse (etwa die Hälfte einer 190-g-Packung) dazu – und der Salat schmeckt superlecker.

> ## PRAXIS
>
> ### Ihre Schüßler-Salze für heute
>
> **Mittags:** 10 Tabletten Schüßler-Salz Nr. 10 D3 in heißem Wasser aufgelöst vor dem Mittagsessen schluckweise trinken
>
> **abends:** 2 Tabletten Schüßler-Salz Nr. 12 D3 vor dem Abendessen im Mund zergehen lassen

BASISCHE DETOX-KUR

Abendessen

Lauchgemüse mit Karotten und Schafs-käse. Schneiden Sie dazu 1 Stange geputz-ten Lauch in dünne Scheiben und 2 mittel-große gewaschene Karotten in sehr kleine Würfel. Dünsten Sie den Lauch in etwas Olivenöl an, geben Sie dann die Karot-ten dazu und würzen Sie mit Sesamsalz, schwarzem Pfeffer, Curcuma und etwas Galgant. Schneiden Sie den Schafkäse, der vom Mittag übrig geblieben ist, in klei-ne Würfel und geben Sie ihn am Ende der Garzeit dazu.

Ihr Abendprogramm

Heute – am frühen Abend – wird der Darm gereinigt. Wenn Sie einen unemp-findlichen Darm haben, nehmen Sie 40 g Glauber- oder Bittersalz (etwa 2 gehäufte Esslöffel) und lösen dieses in einem halben Liter Wasser auf. Trinken Sie danach noch reichlich Wasser und halten Sie sich in der Nähe einer Toilette auf, bis sich der Darm gut entleert hat – Sie sollten sich danach angenehm leer fühlen. Ist das nicht der Fall, dann wieder holen Sie die Prozedur morgen im Laufe des Tages.

4. Tag Darmentlastung

Auch heute wird der Darm noch einmal entlastet. Wenn Sie gestern Abend mit der Darmreinigung keinen oder nur mäßigen Erfolg hatten, dann können Sie heute im Laufe des Tages oder am Abend noch einen Versuch starten. Wenn Sie nicht noch ein-mal Salz einnehmen wollen, dann probie-ren Sie es mit einem Einlauf. Dazu benö-

tigen Sie einen Irrigator, den Sie in jeder Apotheke bekommen. Verwenden Sie dafür lauwarmes Wasser ohne jegliche Zusätze.

Frühstück

1 Glas Schwarzrettichsaft zur Entschlei-mung. Basisches Müsli mit Mandelblätt-chen. Dazu 1 kleinen Apfel und 1 Banane oder ein anderes Obst der Saison in kleine Scheiben schneiden, 2 Esslöffel Erdman-delflocken, einige Mandelblättchen und den Saft einer ½ Zitrone untermischen.

Mittagessen

Feldsalat mit Kohlrabi und Vollkornbrot. Nehmen Sie 3 Handvoll Feldsalat, raspeln Sie einen kleinen Kohlrabi darüber und be-reiten Sie ein Dressing wie am Vortag. Ge-ben Sie über den fertigen Salat ein halbes Schälchen Kresse. Dazu eine Scheibe Voll-kornbrot (vielleicht mal aus Hafer, Gerste oder Dinkel) mit etwas Butter.

PRAXIS

Ihre Schüßler-Salze für heute

Mittags: 10 Tabletten Schüßler-Salz Nr. 10 D3 in heißem Wasser aufge-löst vor dem Mittagessen schluck-weise trinken

abends: 2 Tabletten Schüßler-Salz Nr. 12 D3 vor dem Abendessen im Mund zergehen lassen

Abendessen

Kartoffelspaghetti mit Butter. Kochen Sie 2 große Kartoffeln im Gemüsedämpfer ab und pressen Sie die gekochten Kartoffeln durch eine Spätzlepresse oder zerstampfen Sie sie. Geben Sie etwas Sesamsalz und Butter oder Ghee darüber.

Ihr Abendprogramm

Wenn Sie sich heute nicht mehr um die Darmreinigung kümmern müssen, dann wäre doch ein Spaziergang ein guter Abschluss für den Tag. Oder eine Runde Walking – denn Bewegung, jede Art von Bewegung, regt den Darm an.

5. Tag Leberentgiftung

Heute und morgen ist die Leber – unsere Entgiftungszentrale – an der Reihe. Wenn die Leber zu entgiften beginnt, kann das, je nach individuellem Entgiftungsbedarf, sehr heftig werden. Daher habe ich das Detox-Programm so gewählt, dass Sie schonend auf die Leberentgiftung vorbereitet werden.

Frühstück

Frisch gepresster Karottensaft mit Kresse. Pressen Sie 4 große Karotten aus und mischen Sie einen Esslöffel Mandelmus oder einige Tropfen Öl unter. Kresse dazugeben – fertig. Von einem fertigen Karottensaft rate ich ab, da der frische deutlich besser schmeckt. Wenn Sie keine Saftpresse haben, können Sie auch einen milchsauer vergorenen Karottensaft trinken – gibt es im Naturkostladen und im Reformhaus von verschiedenen Anbietern.

Mittagessen

1 Karottensalat mit schwarzen Oliven und Schafkäse. Raspeln Sie dazu 1 große oder 2 kleine Karotten, geben Sie 1 Handvoll schwarze, ungefärbte Oliven dazu. Bereiten Sie ein Dressing zu (Rezept s. Tag 3)

und vermischen Sie alles. Schneiden Sie etwa 100 g Schafkäse in Würfel und geben Sie ihn zum Salat. Streuen Sie den Rest der Kresse von gestern darüber.

Abendessen

Ein Vollkornbrot mit Ziegenfrischkäse. Wenn Sie Ziegenfrischkäse nicht mögen, darf es auch ein anderer Frischkäse sein. Besonders an Tagen, an denen Sie abends ein Brot essen, sollten Sie darauf achten, früh zu Abend zu essen, denn Brot mit Käse belastet den Stoffwechsel wesentlich

---

PRAXIS

Ihre Schüßler-Salze für heute

Mittags: 5 Tabletten Schüßler-Salz Nr. 6 D3 zusammen mit 5 Tabletten Schüßler-Salz Nr. 10 D3 in heißem Wasser aufgelöst vor dem Mittagessen schluckweise trinken

abends: 2 Tabletten Schüßler-Salz Nr. 12 D3 vor dem Abendessen im Mund zergehen lassen

mehr als ein Gemüsegericht. Kommen Sie zu spät nach Hause, dann wählen Sie lieber eine Suppe oder ein gedämpftes Gemüse.

Ihr Abendprogramm

Heute bekommt die Leber einen warmen Wickel, das regt die Lebertätigkeit und damit die Entgiftung an. Am schnellsten geht das mit einer Wärmflasche, die Sie sich an den unteren Rand des rechten Rippenbogens (Leberregion) legen. Decken Sie sich mit einem Handtuch oder einer Decke zu und ruhen Sie sich auf der Couch oder im Bett aus.

6. Tag zweite Runde zur Leberentgiftung

Der zweite Tag zur Entgiftung für die Leber wird ebenfalls durch die 3 Sulfate der Schüßler-Salze unterstützt. Die basenreichen Rezepte ohne jedes tierische Eiweiß tragen zur Leberentlastung bei.

Frühstück

Frisch gepresster Apfel-Karotten-Saft. Pressen Sie 3 große Karotten und 2 Äpfel aus und geben Sie 1 Esslöffel Mandelmus oder einige Tropfen Öl dazu. Sie können auch einen milchsauer vergorenen Karottensaft trinken – gibt es z. B. im Naturkostladen.

Mittagessen

Karottensalat mit Chicorée und Sonnenblumenkernen. Raspeln Sie dazu 1 große oder 2 kleine Karotten, schneiden Sie 1 Chicorée in kleine Streifen und mischen Sie ihn zusammen mit 1 Handvoll Sonnenblumenkernen unter. Bereiten Sie das Dressing zu (Rezept s. Tag 3) und vermischen Sie alles. Streuen Sie eine halbe Schale Gartenkresse darüber.

Abendessen

Ein Vollkornbrot mit Olivencreme (gibt es in Reformhäusern und Naturkostläden). Sie ist ein würziger und basischer Brotaufstrich, schmeckt aber auch lecker zu Pellkartoffeln. Wenn Ihnen heute Abend eher nach was Warmem der Sinn steht – das gilt vor allem dann, wenn Sie schnell frieren – dann essen Sie statt Brot doch Pellkartoffeln mit Olivencreme. Ist zudem am Abend bekömmlicher als Brot.

Ihr Abendprogramm

Wie wäre es mit einer Runde Walking im Park oder ist heute Ihr Fitnessstudio dran? Ein anschließender Saunagang unterstützt die Entgiftung.

PRAXIS

Ihre Schüßler-Salze für heute

Mittags: 5 Tabletten Schüßler-Salz Nr. 6 D3 zusammen mit 5 Tabletten Schüßler-Salz Nr. 10 D3 in heißem Wasser aufgelöst vor dem Mittagessen schluckweise trinken
abends: 2 Tabletten Schüßler-Salz Nr. 12 D3 vor dem Abendessen im Mund zergehen lassen

BASISCHE DETOX-KUR

7. Tag Hautpflege

Heute nun ist Ihr letzter Detox-Tag. Oder fühlen Sie sich so wohl, dass Sie noch einige Tage verlängern wollen? Kein Problem: Schüßler-Salze haben Sie noch und mehr Ideen für basenreiche Rezepte finden Sie in meinem Buch „Basisch essen – leicht gemacht" (s. Seite 156).

Frühstück

Basisches Müsli mit Kokosflocken und Mandeln. Dazu 1 kleinen Apfel und 1 Banane oder ein anderes Obst der Saison in kleine Scheiben schneiden, 2 Esslöffel Erdmandelflocken, einige Mandelblättchen und den Saft einer halben Zitrone untermischen. 1–2 Esslöffel Kokosflocken darüberstreuen.

Mittagessen

Hirsesalat mit Minze und Petersilie. Dazu 1 Tasse Hirse mit 2 Tassen Wasser und etwas Kräutersalz aufkochen, ca. 12 Minuten kochen und 10 Minuten nachquellen lassen. 1 halben Bund Glattpetersilie (etwas übrig lassen für abends) und 1 halben Bund frische Minze (zur Not getrocknete) sehr fein schneiden und zur Hirse geben. 1 kleine Zwiebel in 2 Esslöffel Olivenöl glasig dünsten, 1 Handvoll gewaschene und geviertelte Cocktailtomaten dazugeben und mit etwas Sesamsalz, schwarzem Pfeffer und Chilipulver würzen. Die Tomatenmischung unter die Hirsekräutermischung geben und alles mit dem Saft von 1 Zitrone vermischen. Am besten warm verzehren, schmeckt aber auch kalt lecker.

Abendessen

Karotten-Hirse-Suppe. Dazu 1 kleine Zwiebel in 2 Esslöffel Sonnenblumenöl glasig dünsten, etwas Kräutersalz, Curcuma, Galgant und schwarzen Pfeffer dazugeben. 4 kleine Karotten putzen, in Scheiben schneiden und mit ½ Liter Wasser und ½ Gemüsebrühwürfel zu den Zwiebeln geben und etwa 12 Minuten garen. Die restliche Hirse am Ende der Garzeit dazugeben. Etwas Glattpetersilie klein schneiden und darüberstreuen.

Ihr Abendprogramm

Heute Abend gibt es ein Basenbad, damit die restlichen Säuren auch über die Haut ausgeschieden werden können. Verwenden Sie dazu beispielsweise das basische Entschlackungsbad „Entoxin" aus der Apotheke. Bleiben Sie mindestens 20 Minuten im Basenbad – wenn Sie einen stabilen Kreislauf haben, können Sie Ihr Bad auch auf 40 Minuten ausdehnen.

PRAXIS

Ihre Schüßler-Salze für heute

Morgens: 2 Tabletten Schüßler-Salz Nr. 9 D3 vor dem Frühstück
mittags: 2 Tabletten Schüßler-Salz Nr. 10 D3 vor dem Mittagessen
abends: 2 Tabletten Schüßler-Salz Nr. 11 D3 vor dem Abendessen im Mund zergehen lassen

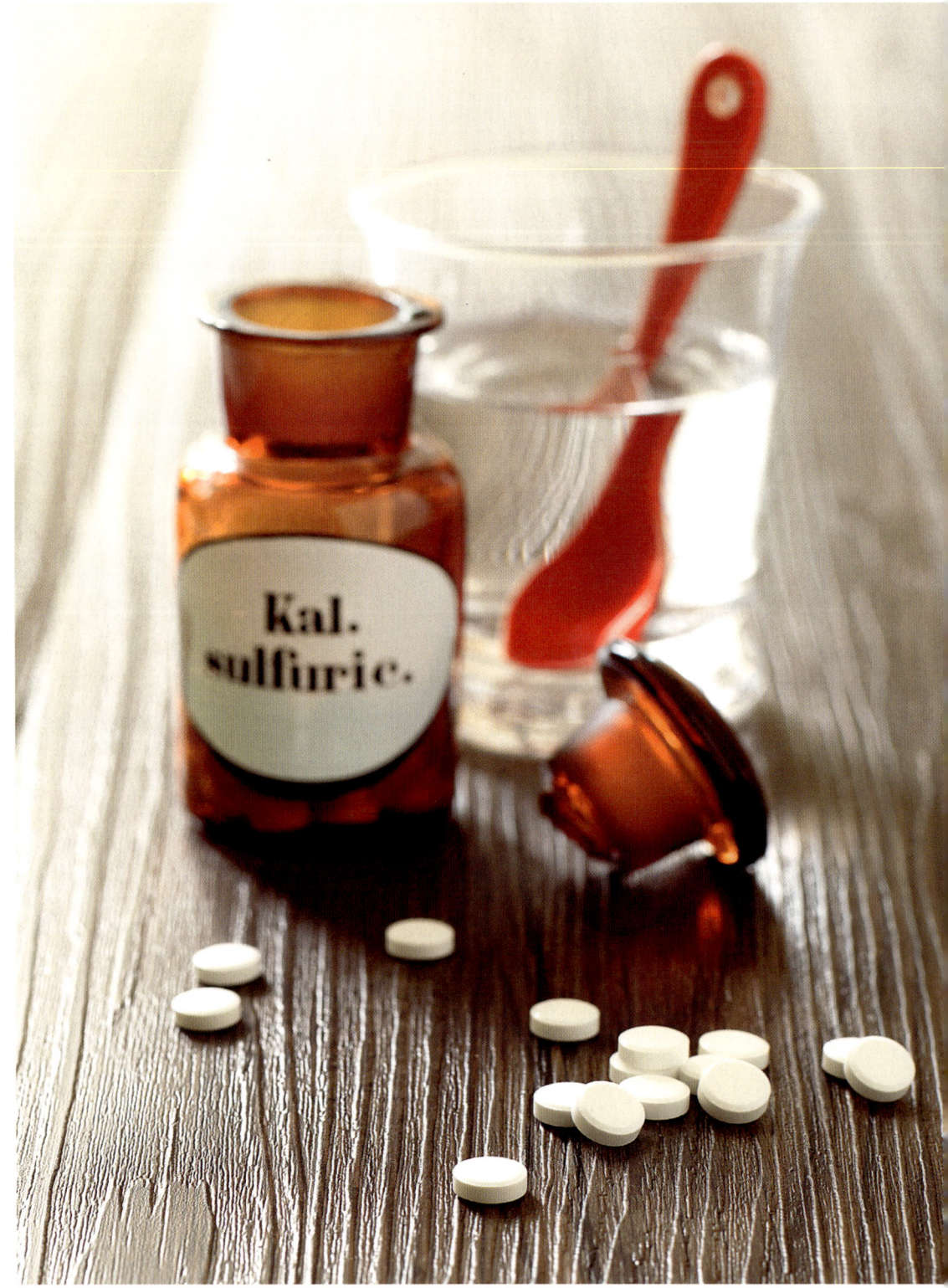

Der kurze Weg zum richtigen Mineralstoff

Mehrere Wege führen zum richtigen Salz. Sie können den Blick in den Spiegel wählen und mithilfe der Antlitzdiagnose Ihr Salz bestimmen. Sie können herausfinden, welcher Schüßler-Salze-Typ Sie sind. Oder Sie nehmen die Abkürzung und schauen nach in der Beschwerdetabelle von A bis Z auf Seite 132.

Die Kunst der Selbstbeobachtung

Das Gesicht gibt meist mehr Auskunft über den Gesundheitszustand eines Menschen als manch kompliziertes Diagnoseverfahren. Die Haut, Augen, Lippen und die Zunge sprechen eine eindeutige Sprache. Antlitzdiagnostik nannte Dr. Schüßler das Verfahren, diese Zeichen zu lesen.

Manche dieser Zeichen wie die Augenfarbe oder der Hauttyp sind erblich bedingt – entsprechen also einem bestimmten Typ. Jeder Typ hat eigene Krankheitsneigungen, und je nach Lebensweise verstärken sich diese Zeichen und zeigen, dass hier eine Behandlung mit den zum Typ passenden Schüßler-Salzen nötig wird. Andere Symptome wiederum tauchen plötzlich auf, beispielsweise ändern sich die Haut oder der Zungenbelag. Diese Zeichen deuten auf ein akutes Krankheitsgeschehen hin und zeigen, welches Schüßler-Salz hier hilfreich ist.

Der genaue Blick in den Spiegel

Antlitzdiagnose ist eine reine Erfahrungssache. Gewöhnen Sie sich daher an, sich jeden Morgen genau im Spiegel zu betrachten. Strecken Sie sich noch vor dem Zähneputzen die Zunge heraus und prägen Sie sich Ihren „normalen" Zungenbelag ein. Auf diese Weise erkennen Sie jede Änderung des Zungenbelags, der Gesichtsfarbe oder Ihrer körperlichen Absonderungen und ihren veränderten Geruch sofort und können gleich nachsehen, was sich in ihrem Mineralienhaushalt tut und welches Schüßler-Salz Ihnen dabei hilft. So fällt es Ihnen auch leichter, die Fragen im Test ab Seite 127 zu beantworten und so Ihren Typ – also die erbliche Vorbelastung – zu bestimmen. Und schließlich werden Ihnen einige Fragen der Antlitzdiagnostik auch in der Tabelle ab Seite 134 wiederbegegnen.

Beurteilt werden das Gesicht, die Augen, die Schläfen, die Wangen, der Mund, die Haare, die Nase und vor allem die Zunge. Aber auch die Hautbeschaffenheit am gesamten Körper, die Körperstatur und die Hände werden betrachtet.

Die Haut

Entscheidend für die Beurteilung ist der Grundton der Haut ohne Bräunung, Cremes und Make-up. Auch die Hautbeschaffenheit gibt Hinweise: Wenige, aber

PRAXIS

Beobachten Sie sich!

Stellen Sie sich vor einen Spiegel, möglichst bei Tageslicht und ungeschminkt. Beantworten Sie dann folgende Fragen:
- Wie ist mein Hautgrundton?
- Ist die Haut grobporig oder feinporig?
- Ist die Haut trocken oder fettig?
- Ist sie unrein?
- Ist sie faltig?
- Welche Farbe haben meine Augen?
- Habe ich Schatten um die Augen?
- Welche Farbe hat der Schatten?
- Ist die Augenumgebung auffallend hell?
- Sind meine Lippen dick oder dünn?
- Welche Farbe haben die Lippen – rot, bläulich oder blass?
- Ist die Zunge dick oder dünn?
- Ist die Zunge rot oder blass?
- Ist die Zunge belegt?
- Welche Farbe hat der Zungenbelag?
- Fragen Sie sich außerdem: Esse ich lieber süß, salzig oder deftig?

tiefe Falten sind typisch für den sulfatbetonten Powertyp, viele feine Falten dagegen für Nerven- (phosphat- oder siliceabetont) und Gefühlstypen (chloridbetont). Oder ist die Haut glatt und prall wie beim Gefühlstyp? Ob fein- oder grobporig, robust oder empfindlich, trocken oder fettig, rein oder unrein – alles liefert Hinweise auf den Typ.

Die Augen

Die Augenfarbe ist ein ganz entscheidendes Merkmal, um Krankheitsveranlagungen herauszufinden. Sie zeigt Ihnen die grobe Richtung, welcher Typ Sie sind:
- blaue Augen: phosphatbetonter Nerventyp oder chloridbetonter Gefühlstyp
- braune Augen: sulfatbetonter Powertyp
- grüne und grünbraune Augen: Mischtyp mit Schwerpunkt Sulfat (Powertyp)
- graue Augen: Mischtyp mit Schwerpunkt Phosphat (Nerventyp)

Die Augenfarbe zeigt zunächst nur, welche Krankheitsveranlagung Sie mit auf die Welt gebracht haben; sie erfordert für sich allein natürlich keine Schüßler-Salz-Therapie! Anders verhält es sich mit der Augenumgebung: Verfärbungen, Entzündungen oder Wassereinlagerungen zeigen Störungen im Mineralstoffhaushalt an. Dicke Tränensäcke beispielsweise kommen in Verbindung mit verquollenen Augenlidern bei Bedarf an Natriumsulfat (Schüßler-Salz Nr. 10) vor. Dicke Tränensäcke auf hellem Untergrund sind ein Hinweis auf eine Nierenschwäche. In Verbindung mit anderen Auffälligkeiten im Gesicht handelt es sich dabei um einen Chlorid-Typ (Gefühlstyp) oder Phosphat-Typ (Nerventyp). Achten Sie auch genau auf eventuelle Schatten um die Augen und die Farbe der Schatten.

Schatten um die Augen zeigen immer eine Mineralstoffstörung an und erfordern die Einnahme des entsprechenden Salzes.

Bei Würfelfalten oder kleinen Knitterfalten handelt es sich um chronische Störungen, die nur dann ein Salz aus der Gruppe der Fluoride oder Silicea erfordern, wenn auch andere Symptome dafür sprechen.

Die Lippen

Für die Typfindung sind auch die Form und die Farbe der Lippen wichtig. So finden Sie bei ausgeprägt sulfatbetonten Powertypen sehr dicke, wulstige Lippen, die meist einen bräunlichen, dunklen Grundton haben. Auch chloridbetonte Gefühlstypen haben volle Lippen, aber viel dezenter und in der Farbe rosiger. Es ist hier eher der wohlgeformte Kussmund. Der reine phosphatbetonte Nerventyp neigt zu zarten schmalen Lippen, die bei chronischen Beschwerden blass und blutleer wirken und bei akutem Geschehen wie Fieber und Infekten leuchtend rot sind. Bei silicea- und fluoridbetonten Typen sind die Lippen oft trocken und rissig .

Die Zunge

Die Zunge ist für mich der wichtigste Wegweiser zum passenden Schüßler-Salz. Um den eigenen Typ herauszufinden, ist lediglich die Größe und die Form maßgeblich. Die Art und Farbe des Belags zeigt, um welche akute Störung es sich handelt. Das liegt daran, dass die Zunge sehr empfindlich und schnell auf alle möglichen Einflüsse reagiert. Sie zeigt gesundheitliche Störungen in Minutenschnelle an, was sehr hilfreich ist (s. Tabelle Seite 124).

Tipp

Strecken Sie sich vor dem Spiegel öfter die Zunge raus! Je mehr Sie Ihre Zunge beobachten, umso schneller und leichter erkennen Sie, wenn sich eine Krankheit ankündigt.

So können Sie feststellen, welche Farbe Ihr Zungenbelag im Normalfall hat. Oder ob Sie gar keinen Belag haben, wenn Sie sich gesund fühlen, ob Ihre Zunge rot oder blass ist und wie sie sich anfühlt. Wenn Sie im Lauf des Tages feststellen, dass Ihre Zunge plötzlich weiß, gelb oder braun belegt ist, dann braut sich in Ihrem Stoffwechsel etwas zusammen.

Vorsicht: Wenn Sie gerade Kaffee getrunken haben, dann ist Ihr Zungenbelag bräunlich. Das heißt nicht, dass Sie ein sulfatbetonter Powertyp sind. Interessant ist aber, dass Kaffee den Gallenfluss stoppt und Natriumsulfat unter anderem ein Mittel ist, das die Galle anregt. Eine Tablette Natriumsulfat nach Kaffeegenuss ist also sicher kein Fehler.

Die Ausscheidungen

Auch die körperlichen Ausscheidungen sind, ähnlich wie der Zungenbelag, ein zuverlässiger Wegweiser zum passenden Schüßler-Salz (s. Tabelle Seite 124).

Wegweiser Gesicht

Zeichen	Schüßler-Salz
Dunkler bräunlicher (bis anthrazitfarbener) Schatten um die Augen	Nr. 1 – Calcium fluoratum
bleiches Gesicht, wachsartig	Nr. 2 – Calcium phosphoricum
dunkler, blauer Schatten an der Nasenwurzel, sehr blasses Gesicht oder in Verbindung mit heißen roten Wangen und Ohren	Nr. 3 – Ferrum phosphoricum
rot-bläulicher Rand um die Lider, Augen wirken entzündet	Nr. 4 – Kalium chloratum
Gesicht wirkt aschgrau und ungewaschen	Nr. 5 – Kalium phosphoricum
gelb-braune Färbung des Gesichts (Veränderung tritt eher allmählich auf)	Nr. 6 – Kalium sulfuricum
Schamröte, meist kreisrunde hochrote, aber kühle Flecken auf den Wangen	Nr. 7 – Magnesium phosphoricum
Gesicht wirkt aufgeschwemmt, evtl. weinerlich und sehr blass	Nr. 8 – Natrium chloratum
dunkelrote Verfärbung über Wangen und Nasenrücken – wie ein Schmetterling (die Säuremaske), evtl. Ekzem um den Mund	Nr. 9 – Natrium phosphoricum
verquollene Augenlider, vor allem am Morgen, eventuell mit rot-bläulicher Verfärbung der Nase, braungrüne Färbung um den Mund, oft auch viele Hautunreinheiten oder Pickel	Nr. 10 – Natrium sulfuricum
Haut wirkt durchscheinender als sonst und weist einen glasigen Glanz auf (Veränderung entwickelt sich langsam)	Nr. 11 – Silicea
keine besonderen Merkmale, lediglich seelisch fällt eine Unentschlossenheit und Orientierungslosigkeit auf (nicht als alleiniges Mittel, sondern unterstützend zur Therapie)	Nr. 12 – Calcium sulfuricum

Wegweiser Zunge

Zeichen	Schüßler-Salz
Hart mit Einrissen	Nr. 1 – Calcium fluoratum
dicker weißer, wie pelziger Belag, pelziges Gefühl mit evtl. süßlichem Geschmack	Nr. 2 – Calcium phosphoricum
ohne Belag, rot glänzend, sauber	Nr. 3 – Ferrum phosphoricum, Nr. 7 – Magnesium phosphoricum
weißgrauer, nicht schleimiger Belag	Nr. 4 – Kalium chloratum
grau bis senffarben, fauliger Geschmack und Mundgeruch	Nr. 5 – Kalium phosphoricum
gelb bis gelbbrauner Teilbelag, schleimig	Nr. 6 – Kalium sulfuricum
ohne Belag, feucht glänzend	Nr. 7 – Magnesium phosphoricum
rein, glasig, mit Schleimstraßen und Wasserbläschen	Nr. 8 – Natrium chloratum
goldgelb, feucht	Nr. 9 – Natrium phosphoricum
grün-brauner Belag, schmutzig wirkend, bitterer Geschmack	Nr. 10 – Natrium sulfuricum
trocken, eventuell seifiger Geschmack	Nr. 11 – Silicea
lehmartig am Zungengrund und sandiges Gefühl im Mund	Nr. 12 – Calcium sulfuricum

Wegweiser Ausscheidungen

Zeichen	Schüßler-Salz
Nässend, zu Krustenbildung neigend	Nr. 1 – Calcium fluoratum
nässend, wie rohes Eiweiß	Nr. 2 – Calcium phosphoricum
keine Absonderungen, evtl. Nasenbluten	Nr. 3 – Ferrum phosphoricum
nässend, weißgrau, fadenziehend	Nr. 4 – Kalium chloratum
faulig stinkend, evtl. blutig	Nr. 5 – Kalium phosphoricum
gelb-schleimig (Nasensekret, Bronchialauswurf)	Nr. 6 – Kalium sulfuricum
keine Ausscheidungen	Nr. 7 – Magnesium phosphoricum

Zeichen	Schüßler-Salz
klar wie Wasser oder völlig ausgetrocknete Schleimhäute	Nr. 8 – Natrium chloratum
rahmartig, honiggelbe Krusten	Nr. 9 – Natrium phosphoricum
gelb-grün, braun-grün, bitter, evtl. eitrig	Nr. 10 – Natrium sulfuricum
eitrig, nässend, hellgelbe Eiterkrusten	Nr. 11 – Silicea
blutig-eitrig, nässend	Nr. 12 – Calcium sulfuricum

Die richtigen Schlüsse ziehen

Manchmal sprechen die Antlitzzeichen im Gesicht für mehrere Salze. Das ist nur logisch, denn: Da es sich bei den Schüßler-Salzen um körpereigene Mineralstoffe handelt, kann man, wenn man lange genug schaut, jedes Salz an sich erkennen. Die Kunst der Antlitzdiagnostik besteht darin zu erkennen, bei welchen Salzen eine Störung vorliegt und welche man daher jetzt gerade benötigt – und das ist im besten Fall eines, seltener auch mal zwei, drei oder vier Salze. Mehr als ein Salz benötigen Sie vor allem dann, wenn Sie eine oder mehrere chronische Gesundheitsstörungen wie beispielsweise Allergien haben. Sollten, was bei mir in der Praxis auch vorkommt, mehr als vier Schüßler-Salze infrage kommen, dann ist für die Auswahl der Salze entscheidend, welche Probleme Sie in erster Linie quälen. Es gilt also, das wichtigste und ggf. das zweitwichtigste Mittel herauszufinden, das in Verbindung mit der aktuellen Problematik steht. Dabei kommt es darauf an, die Antlitzzeichen in eine sinnvolle Beziehung zu den Krankheitssymptomen zu setzen.

Vielleicht haben Sie die für Silicea typischen Krähenfüße bei sich entdeckt und herausgefunden, dass Ihnen Silicea fehlt. Nun stellen Sie aber auf Ihrer Zunge deutliche Schleimstraßen fest und leiden außerdem an trockenem Husten – beides spricht für Salz Nr. 8 (Natriumchlorid). In diesem Fall sollten Sie sich für Natriumchlorid entscheiden. Warum? Die Fältchen um die Augen sind über die Jahre entstanden, sie zeigen, dass Sie vom Typ her Silicea-Anteile besitzen und folglich auf lange Sicht Störungen im Silicea-Stoffwechsel mit Silicea beheben können. Ihre akuten Beschwerden aber zeigt die Zunge, denn ihr Belag kann sich innerhalb von Minuten ändern. Sie sagt Ihnen, welches Mittel zu Ihrer aktuellen Situation passt: in diesem Fall Natriumchlorid.

Welcher Schüßler-Salze-Typ bin ich?

Jeder Typ ist unterschiedlich und für bestimmte dem Typ entsprechende
Krankheiten anfällig. Besonders bei der Behandlung chronischer Erkrankungen ist es hilfreich, wenn Sie mehr über Ihre körperlichen und seelischen Schwachstellen wissen, indem Sie Ihren Typ ermitteln.

Meine neue „Typenlehre" stellt eine
vereinfachte Antlitzdiagnostik dar,
die jeder schnell erlernen kann. Sie vereinfacht die bisherige Typenlehre bei Schüßler-Salzen, denn sie fasst die wichtigsten
und leicht erkennbaren Merkmale zusammen. Die veralteten Begriffe für das Aussehen wie „alabasterartig", „Firnisglanz"
und andere fallen weg. Denn – Hand aufs
Herz – wer kann sich darunter etwas
vorstellen? An ihre Stelle treten Beob-
achtungen, die jeder machen kann, auch
bei geschminkten Personen: grobe oder
feinporige Haut, dicke oder dünne Lippen,
blaue oder braune Augen. Bereits diese

Merkmale sind im Alltag hilfreich, denn
sie weisen Ihnen den Weg zu den Salzen, die Sie, je nach Typ, im Krankheitsfall
brauchen. Jeder Mensch entspricht einem
bestimmten Typ, und je nach Typ hat jeder
Mensch Stärken und Schwächen, die ihn
für einige Krankheiten anfälliger machen
als für andere.

So neigen phosphatbetonte Menschen zu
nervlicher Schwäche, Schlafstörungen und
Schmerzen, während sulfatbetonte Menschen eher zu Stoffwechselerkrankungen
tendieren. Ihr Gesicht, Ihre Hautfarbe und
-beschaffenheit, Augen, Lippen, Zunge,
Nase und alle Absonderungen Ihres Körpers geben Hinweise auf Ihren Typ und auf
mögliche Gesundheitsprobleme. Studieren
Sie daher erst einmal die Merkmale dieser beiden Typen und beobachten Sie Ihre
Mitmenschen. Nach einiger Zeit werden
Sie erfreut feststellen, was Sie so alles in
den Gesichtern von Menschen erkennen
können.

Aber was habe ich davon, wenn ich weiß,
welcher Typ ich bin? Wenn Sie wissen,
dass Sie ein Powertyp – also ein sulfatbetonter Typ – sind, liegt die Wahrschein-

WISSEN

Die Typen

Die folgende Typenzuordnung
erleichtert den Zugang zu den
Schüßler-Salzen:
- Sulfat-Typ: Powertyp
- Chlorid-Typ: Gefühlsmensch
- Phosphat- und Silicea-Typ:
  Nerventyp
- Mischtypen

lichkeit, dass Sie in einem Krankheitsfall ein Sulfat unter den Schüßler-Salzen brauchen, bei ca. 80 %. Beispiel: Sie haben Kopfschmerzen und im Test ermittelt, dass Sie ein Powertyp sind. Dann können Sie mit dem Salz Nr. 10 (Natriumsulfat) die Kopfschmerzen in den Griff bekommen. Wenn Sie aber ein Nerventyp (phosphatbetonter Typ) sind, sollten Sie die Nr. 7 (Magnesiumphosphat) oder Nr. 3 (Eisenphosphat) nehmen. Auch dem Silicea-Typ hilft ein Phosphat, denn er ist dem phosphatbetonten Nerventyp sehr ähnlich. Wenn Sie dagegen ein Gefühlstyp, also chloridbetont, sind, ist das Salz Nr. 8 (Natriumchlorid) für Sie gegen Kopfschmerzen geeignet.

Machen Sie den Test

Kreuzen Sie in den folgenden Tests auf den Seiten 129 bis 131 immer dann „Weiß nicht" an, wenn Sie sich nicht sicher sind oder wenn Ihnen das bislang nicht aufgefallen ist – beispielsweise bestimmte Essensvorlieben. Kreuzen Sie auch „Weiß nicht" an, wenn Sie nicht sicher sind, ob Sie die eine oder andere Krankheitsneigung haben. Kreuzen Sie „Nein" nur an, wenn Sie ganz sicher sind, dass sie beispielsweise keinen hohen Blutdruck haben, dass Ihre Verdauung ganz gut funktioniert oder dass Sie keine Allergien haben.

So werten Sie aus

Wenn Sie nun alle Fragen beantwortet haben und feststellen, dass Sie bei einem der 3 Typen fast überall „Ja" angekreuzt haben, dann sind Sie dieser Typ. Je mehr Sie „Ja" angekreuzt haben, umso stärker tragen Sie die Typenmerkmale in sich. Es wird eher selten vorkommen, dass jemand bei einem Typen wirklich alles ankreuzen kann. Das liegt daran, dass wir alle 3 Anteile ein wenig in uns tragen. Entscheidend für die Bestimmung Ihres Typs ist, bei welchem der 3 Typen Sie am meisten angekreuzt haben. Ein Beispiel: Sie haben von 26 Möglichkeiten 20-mal „Ja" bei Gefühlsmensch angekreuzt, dann sind Sie ein fast reiner Gefühlsmensch. Wenn die übrigen 6 Kreuze auf den Powertypen entfallen, dann haben Sie einen entsprechenden Anteil an Power, der Ihnen helfen wird, die zu stark emotional angelegte Struktur etwas zu bremsen. Zum Glück gibt es selten 100 % reine Typen – die meisten Menschen sind Mischtypen aus 2, manchmal auch aus allen 3 Typen. Das Mischungsverhältnis, das Sie dem Test entnehmen können, zeigt Ihnen, welche Salze bei Ihnen im Vordergrund stehen.

Sind Sie ein Mischtyp?

Die meisten Menschen sind Mischtypen. Von richtigen Mischtypen spreche ich dann, wenn die Mischungsverhältnisse ausgewogen sind: Wenn Sie beispielsweise 12-mal Powertyp und 14-mal Nervenbündel angekreuzt haben – oder Sie Ihre

„Ja" zu gleichen Teilen auf die 3 Typen aufgeteilt haben (Dreiertyp). Wenn Sie ein Mischtyp aus 2 Typen sind, dann sollten Sie die beiden betreffenden Typenbeschreibungen lesen und, so widersprüchlich die beiden Typen auch sind, erkennen, dass genau diese Widersprüche auch in Ihnen stecken. Besonders extrem ist die Mischung aus Powertyp und Nerventyp, denn hier stehen Kraft, Ausdauer und Willensstärke gegen Überempfindlichkeit und Nervosität. Wenn Sie ein Dreiertyp sind, dann sind Sie so ausgewogen, dass Sie keine typspezifischen Besonderheiten beachten müssen, denn Sie schöpfen aus der Kraft aller 3 Typen – ist eigentlich ein Idealfall.

Solch ein „ausgewogener Mischtyp", der alle 3 Anteile etwa zu gleichen Teilen in sich trägt, kommt allerdings nur selten vor. Er hat es am leichtesten, sein Leben in Balance zu halten, und benötigt, je nach Lebensweise, die Salze, die den aktuellen Antlitzzeichen entsprechen.

Was Essensvorlieben verraten

Wenn Ihr Mineralstoffhaushalt nicht ausgeglichen ist, versucht Ihr Körper zunächst, sich selbst zu helfen und die Störung auszugleichen. Er versucht, die Mineralstoffe aus anderen Körperregionen zu holen und natürlich auch aus der Nahrung. Je nachdem, welche Störung vorliegt, entstehen neben den typischen Symptomen auch Essensgelüste. Wenn Sie beispielsweise plötzlich das Bedürfnis nach salzigem Essen haben, dann zeigt das, dass Ihr Natriumchlorid-Haushalt gestört ist. Heuschnupfen, hormonelle Störungen oder seelische Belastungen können sich dahinter verbergen. Wenn Sie aber generell ein „Nachsalzer" sind, also jemand, der zum Salz greift, bevor er überhaupt sein Essen probiert hat, dann sind Sie wohl ein Chlorid-Typ (Gefühltstyp). Phosphat-Typen (Nerventypen) stehen immer auf Süßes – sie sind Naschkatzen! Sulfat-Typen (Powertypen) lieben es deftig.

WISSEN

Auch Essensgelüste zeigen, welches Salz nötig ist

- Salziges: Nr. 8 (Natrium chloratum)
- Süßes: Nr. 9 (Natrium phosphoricum), Nr. 7 (Magnesium phosphoricum)
- Schokolade: Nr. 7 (Magnesium phosphoricum)
- Saures: Nr. 9 (Natrium phosphoricum)
- Bitteres: Nr. 10 (Natrium sulfuricum)
- Nüsse: Nr. 5 (Kalium phosphoricum)
- Fettiges: Nr. 5 (Kalium phosphoricum), Nr. 9 (Natrium phosphoricum)

Sind Sie ein phosphat- oder siliceabetonter Nerventyp?

CHECKLISTE

		Ja	Nein	Weiß nicht
Augen	hellblau bis grau	☐	☐	☐
	Tränensäcke können vorhanden sein	☐	☐	☐
Haare	fein, dünn	☐	☐	☐
	blond bis aschblond	☐	☐	☐
Haut	Hautton sehr hell bis weiß	☐	☐	☐
	feinporig, T-Zone kann fettig sein	☐	☐	☐
	kann unter Stress zu Rötungen neigen	☐	☐	☐
	Neigung zu vielen feinen Fältchen	☐	☐	☐
Lippen: zart, schmal, blass		☐	☐	☐
Nase: groß und ausgeprägt		☐	☐	☐
Zunge	schmal, klein, blass	☐	☐	☐
	Zungenbelag fehlt oder weiß-grau	☐	☐	☐
Charaktereigen-schaften	ruhelos	☐	☐	☐
	sensibel	☐	☐	☐
	Neigung zu Ängsten	☐	☐	☐
	Neigung zu Schlafstörungen	☐	☐	☐
Immunsystem: schwach		☐	☐	☐
Infektanfälligkeit: neigt zu Erkältungen, friert schnell		☐	☐	☐
Gesundheit: abhängig von der Stressbelastung, schnelle Erschöpfung		☐	☐	☐
Neigung zu niedrigem Blutdruck		☐	☐	☐
Neigung zu Schmerzen		☐	☐	☐
Neigung zu Verdauungsstörungen		☐	☐	☐
Neigung zu Nieren- und Blasenerkrankungen		☐	☐	☐
Essen	Vorliebe für Süßes, Kohlenhydrate	☐	☐	☐
	Vernunftesser	☐	☐	☐
	verträgt Rohkost schlecht oder gar nicht	☐	☐	☐
Allergien und Unverträglichkeiten: vorhanden		☐	☐	☐

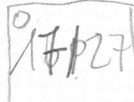

CHECKLISTE

Sind Sie ein sulfatbetonter Powertyp?

		Ja	Nein	Weiß nicht
Augen	braun	☐ •	⊘ ☐	☐
	groß	☐ •	⊘ ☐	☐
	können nach üppigem Essen morgens verquollen sein, vor allem am Oberlid	☐	⊘ ☐ •	☐
Haare	dick und kräftig	☐	⊘ ☐ •	☐
	dunkelbraun bis schwarz	☐ •	⊘ ☐	☐
Haut	gelblicher bis gelbbrauner Ton	☐ •	☐	⊘ ☐
	grobporig	⊘ ☐	☐	☐ •
	kann zu Unreinheiten neigen, kann trocken oder fettig sein	☐ •	⊘ ☐	☐
	wenn Falten da sind, dann sind sie tief und grob, oft zwischen den Augen	⊘ ☐ •	☐	☐
Lippen: auffallend groß, ausgeprägt		☐	⊘ ☐ •	☐
Nase: groß und ausgeprägt		⊘ ☐ •	☐	☐
Zunge	dick und groß	☐ •	⊘ ☐	☐
	Zungenbelag kann gelbbraun bis grünbraun sein	☐	☐ •	⊘ ☐
Charaktereigenschaften	willensstark	⊘ ☐	☐	☐ •
	zielstrebig	⊘ ☐ •	☐	☐
	durchsetzungsfähig	☐ •	⊘ ☐	☐
	Neigung zu Aggression	☐ •	⊘ ☐	☐
	Neigung zu Depression	☐ •	⊘ ☐	☐
Immunsystem: stabil		☐ •	⊘ ☐	☐
Infektanfälligkeit: neigt nicht zu Erkältungen, friert wenig		☐ •	⊘ ☐	☐
Gesundheit: robust		☒ ☐ •	⊘ ☐	☐
Neigung zu Bluthochdruck		☐ •	⊘ ☐	☐
Neigung zu Fettstoffwechselstörungen, erhöhte Blutfettwerte		☐	⊘ ☐ •	☐
Neigung zu Lymphstau und Wasseransammlungen		☐	⊘ ☐ •	☐
Essen	Vorliebe für deftig und vor allem gerne und viel	☐ •	⊘ ☐	☐
	reiner Genussmensch	☐ •	⊘ ☐	☐
	gute Verträglichkeit von Rohkost	☐ •	⊘ ☐	☐
Allergien und Unverträglichkeiten: keine		☐ •	⊘ ☐	☐

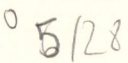

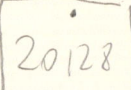

Sind Sie ein chloridbetonter Gefühlstyp?

CHECKLISTE

		Ja	Nein	Weiß nicht
Augen	mittel- bis dunkelblau		☐	☐
	groß	☐		☐
Haare	blond bis mittelblond		☐	☐
	rötlich	☐	☐	☐
Haut	Hautton sehr hell, weiß		☐	☐
	normalporig	☐	☐	☐
	kann trocken oder fettig sein	☐	☐	☐
	keine Neigung zu Falten, Haut wirkt eher prall		☐	☐
Lippen: volle Lippen, gut geformt, rosig			☐	☐
Nase: normal			☐	☐
Zunge	dick, blass bis rosig		☐	☐
	Zungenbelag kann glasig bis weißlich sein		☐	☐
Charaktereigen-schaften	sehr gefühlsbetont	☐	☐	☐
	träge und nicht sehr durchsetzungsfähig	☐	☐	☐
	Gemüt fröhlich	☐	☐	☐
	Gemüt traurig	☐	☐	☐
Immunsystem: instabil		☐	☐	☐
Infektanfälligkeit: neigt zu Erkältungen			☐	☐
Gesundheit: abhängig vom Gemütszustand		☐	☐	☐
Neigung zu Bluthochdruck		☐	☐	☐
Neigung zu Wasseransammlungen			☐	☐
Neigung zu Bauchspeicheldrüsenerkrankungen, Diabetes			☐	☐
Neigung zu Durchblutungsstörungen		☐	☐	☐
Neigung zu Haut- und Schleimhauterkrankungen		☐	☐	☐
Essen	Vorliebe für salzig, gut gewürzt	☐	☐	☐
	Frustesser	☐	☐	☐
	Verträglichkeit von Rohkost abhängig vom Gemütszustand	☐	☐	☐
Allergien und Unverträglichkeiten: vorhanden		☐	☐	☐

Welches Salz bei welcher Krankheit?

Sie haben die Möglichkeit, unterschiedliche Verfahren zu wählen, um das passende Salz zu finden – je nachdem, ob es sich eher um ein akutes oder ein chronisches Geschehen handelt und ob Sie gerade in die Welt der Schüßler-Salze eingestiegen sind und sich erst noch orientieren wollen oder ob Sie schon Erfahrung mitbringen.

Sie können in der Liste mit den Krankheiten von A bis Z nachschlagen, welche Salze für Ihr aktuelles Problem infrage kommen – das ist der schnellste Weg zum Salz und gerade für Anfänger am einfachsten. Häufig werden Sie in der Tabelle beispielsweise nach dem Zustand Ihrer Haut oder der Zunge gefragt. Wenn Sie sich inzwischen mit Ihren Antlitzzeichen beschäftigt haben und jeden Morgen Ihre Zunge betrachten, dann wissen Sie, welcher Zustand bei Ihnen normal ist, und können Veränderungen leichter feststellen.

Für Menschen, die etwas tiefer einsteigen möchten in die „Schüßlerei", empfehle ich, sich die Wegweiser Gesicht (Seite 123), Zunge und Ausscheidungen (Seite 124) vorzunehmen. Damit finden Sie vor allem bei akuten Gesundheitsstörungen zielsicher zum richtigen Salz. Schließlich sollten Sie mit den Tests ab Seite 129 Ihren Schüßler-Salze-Typ ermitteln. Dann wissen Sie, welche Mittel generell für Ihren Typ infrage kommen – insbesondere bei chronischen Prozessen sind diese Mittel dann die richtigen.

Krankheiten von A bis Z

In der folgenden Tabelle finden Sie eine Übersicht über die wichtigsten Krankheiten und Gesundheitsthemen und die jeweils empfohlenen Schüßler-Salze. Wenn Alternativen genannt sind, lesen Sie sich die Beschreibung der jeweiligen Salze noch einmal in Ruhe durch und entscheiden Sie sich für dasjenige, das auf Ihr aktuelles Gesundheitsproblem am besten passt. Im Zweifelsfall wählen Sie dasjenige, das

zu Ihrem Typ passt. Denken Sie daran: Setzen Sie nicht einfach die Medikamente ab, die Ihnen Ihr Arzt verschrieben hat. Der Blick in die Tabelle ersetzt außerdem keine ärztliche Diagnose. Wenn Sie nicht genau wissen, was Ihnen fehlt, oder wenn die Symptome bei akuten Erkrankungen nicht innerhalb weniger Stunden besser werden, dann suchen Sie zu Ihrer eigenen Sicherheit einen Arzt auf!

PRAXIS

Ihr Schüßler-Fahrplan

1. In Sekundenschnelle: Schauen Sie in der Tabelle „Krankheiten von A bis Z" (ab Seite 132) nach, dort finden Sie das oder die richtigen Salze, die zu Ihren Symptomen bzw. zu Ihrer Krankheit passen.

2. Differenzierter, besonders bei akuten Störungen: Lesen Sie die Wegweiser Gesicht (Seite 123), Zunge (Seite 124) und Ausscheidungen (Seite 124) und den Abschnitt über Essensgelüste (Sei-

te 128), dort finden Sie anhand der besonderen Merkmale von Zungenbelag, Gesichtsfarbe und Absonderungen genauer zum passenden Salz.

3. Für Profis und bei chronischen Erkrankungen: Finden Sie heraus, welcher Schüßler-Typ Sie sind und stärken Sie Ihren Typ durch „Ihr" Salz bzw. „Ihre" Salze. Besonders bei chronischen Erkrankungen ist die Unterstützung durch die Typenmittel sehr heilsam.

Dosierungshinweis: Sind mehrere Salze aufgezählt, handelt es sich um Alternativen. Dann nehmen Erwachsene, wenn nichts Abweichendes angegeben ist, 3-mal täglich 2 Tabletten vor den Mahlzeiten ein. Ist die gleichzeitige Einnahme von 2 Salzen empfohlen, dann nehmen Erwachsene von jedem Salz je 3-mal 1 Tablette ein. Lassen Sie die Tabletten dabei im Mund zergehen. Bei heiße Zubereitung, beispielsweise als „Heiße 7" oder „Heiße 2/3" lösen Sie die Tabletten in einer Tasse heißem Wasser auf und trinken dieses schluckweise. Für Kinder gelten die Einnahmehinweise auf Seite 17.

Wenn Sie ein oder mehrere Salze über einen längeren Zeitraum, also über Monate hinweg, einnehmen, dann ist es sinnvoll, die Potenz zu wechseln. Wenn Sie beispielsweise immer das Salz Nr. 7 in der Regelpotenz D6 einnehmen, um besser schlafen zu können, und es Ihnen nach 6 oder mehr Wochen nicht mehr richtig hilft, dann nützt es nichts, die Dosis zu erhöhen. Besser ist es, für einige Wochen auf die D3 oder die D12 zu wechseln, damit das Mineralsalz wieder in die Zelle gelangen kann. Eine andere Potenz wirkt wie ein neuer Zugang zur Zelle.

Krankheitsbild		Schüßler-Salze
Abmagerung	= trotz guter Ernährung	Nr. 8 D6
	= trotz Heißhunger	Nr. 12 D6, Nr. 2 D6
	= durch Magersucht	Nr. 8 D6, Nr. 2 D6
Abnehmen		Nr. 8 D6 morgens 2 Tabletten, Nr. 6 D6 mittags 2 Tabletten, Nr. 10 D6 mittags 2 Tabletten
Abszess	= 1. Stadium	Nr. 3 D12, Nr. 4 D6
	= 2. Stadium	Nr. 4 D6, Nr. 11 D12
	= später, bei vorhandener Abflussmöglichkeit für den Eiter	Nr. 12 D6
	= wenn der Eiterungsprozess sich auszudehnen droht	Nr. 5 D6, Nr. 9 D6
Abstillen		Nr. 8 D6, Nr. 10 D6
Abwehrkräfte, Stärkung		s. Kur Seite 51
Aftereinrisse (Schrunden, Rhagaden)		Nr. 1 D12, Nr. 11 D12 morgens je 2 Tabletten, Nr. 8 D6 mittags 2 Tabletten
	= äußerlich	Salbe Nr. 1 oder Nr. 11
Afterjucken		Nr. 1 D12, Nr. 7 D12
	= äußerlich	Salbe Nr. 7
Akne, Mitesser	= rote, entzündete Unreinheiten, fettige Haut (Nerventyp), T-Zonen-Akne	Nr. 9 D6
	= eitrige Unreinheiten auf trockener Haut (silicea-betonter Nerventyp)	Nr. 11 D12, äußerlich Salbe Nr. 11
	= bei trockener, schuppiger Haut, gelbbraunem Teint (Powertyp)	Nr. 6 D6
	= gerötet, entzündet im ganzen Gesicht, fettige Haut, gelbbraun-grünlicher Teint (Powertyp)	Nr. 10 D6
Allergien	= Pollenallergie, allergischer Fließschnupfen	Nr. 8 D6
	= Nesselsucht (Urtikaria)	Nr. 2 D6, Nr. 8 D6
	= heftige allergische Sofortreaktionen mit Kreislauf-behandlung	Nr. 2 D6
	= allergische Reaktion auf Insektenstiche	sofort: „Heiße 3/2": 5 Tabletten Nr. 3 D12 und 5 Tabletten Nr. 2 D6 in heißem Wasser auflösen
	= Nahrungsmittelallergien, -unverträglichkeiten	Nr. 5 D12, Nr. 8 D6
	= Nahrungsmittelunverträglichkeiten mit starken Blähungen	Nr. 5 D12 morgens 2 Tabletten, Nr. 10 D12 mittags und abends 2 Tabletten
Alterungsprozess, vorzeitiger		Nr. 11 D12, Nr. 1 D12
Analekzem		Nr. 8 D6 morgens 2 Tabletten, Nr. 6 D6 mittags 2 Tabletten, Nr. 7 D6 abends 2 Tabletten
Analfissuren		Salbe Nr. 8
Angina	= Halsentzündung	Nr. 3 D12
	= Heiserkeit	Nr. 4 D6
	= ständiger Drang, sich zu räuspern	Nr. 8 D6
	= eitrige Angina	Nr. 11 D12, Nr. 12 D6

Krankheitsbild		Schüßler-Salze
Angstzustände		**Nr. 5** D6
	▪ mit Blutandrang zum Kopf	**Nr. 3** D12
	▪ mit Aufregung, Zittern, Herzklopfen	**Nr. 7** D6
Antriebsschwäche		**Nr. 3** D12 morgens und mittags 2 Tabletten, **Nr. 7** D12 abends 2 Tabletten
Aphthen		**Nr. 3** D12
	▪ weißer oder weißgrauer Belag der Schleimhäute	**Nr. 4** D6
	▪ Beläge mit hellrotem Rand	**Nr. 5** D6
	▪ Bläschen in den Mundwinkeln, Zunge nicht belegt	**Nr. 8** D6
Appetitlosigkeit	▪ bei seelisch-nervösen Störungen	**Nr. 5** D12
	▪ bei allgemeiner Schwäche, Blutarmut, mangelnder Magensaftbildung, Übelkeit, Erbrechen	**Nr. 2** D6, **Nr. 8** D6
	▪ bei übersäuertem Magen, Sodbrennen, Magenschmerzen nach dem Essen	**Nr. 9** D6
	▪ bei Leberbeteiligung, weißgraue Zunge, Heißhunger	**Nr. 4** D6
	▪ bei mangelnder Magensaftbildung	**Nr. 8** D6
Arterienverkalkung (Arteriosklerose)	▪ wichtigstes Mittel, in Verbindung mit Ernährungsumstellung	**Nr. 1** D12
	▪ verhindert progressiven Verlauf	**Nr. 11** D12
	▪ bei Angstzuständen, Herzbeklemmung, depressiven Phasen	**Nr. 5** D12
Arthritis		*s. Gelenkentzündung*
Arthrose	▪ im täglichen Wechsel über längere Zeit	**Nr. 1** D12, **Nr. 2** D6, **Nr. 8** D6
	▪ als Zwischenmittel	**Nr. 7** D6, **Nr. 11** D12
Asthma bronchiale		**Nr. 7** D6, **Nr. 4** D6, **Nr. 6** D6 je nach Typ und Zungenbelag im Anfall
Aufmerksamkeitsdefizitsyndrom (ADS)		**Nr. 3** D12, **Nr. 7** D12, **Nr. 5** D12 (*s. Seite 53*)
Aufstoßen	▪ bei saurem Aufstoßen, besonders nach Fettgenuss	**Nr. 9** D6
	▪ bei bitterem Aufstoßen	**Nr. 10** D6, im Wechsel mit **Nr. 3** D6
	▪ bei nicht erleichterndem Luftaufstoßen und quälenden Leibschmerzen	**Nr. 7** D6
	▪ bei saurem Aufstoßen und Brennen in der Speiseröhre	**Nr. 2** D6
	▪ Wasser schießt nach dem Aufstoßen im Munde zusammen	**Nr. 8** D6
Augenerkrankung	▪ Lidrand gerötet, empfindlich	**Nr. 3** D12
	▪ Lidrandentzündung	**Nr. 4** D6
	▪ Lider morgens verklebt	**Nr. 9** D6, **Nr. 6** D6
	▪ gelbe Eiterkrusten	**Nr. 11** D12, **Nr. 6** D6
	▪ Gerstenkorn (Hordoleum)	**Nr. 3** D12 für 2–3 Tage; anschließend **Nr. 11** D12 oder **Nr. 1** D12
	▪ Hagelkorn (Chalazion)	**Nr. 11** D12, **Nr. 3** D12

135

Krankheitsbild		Schüßler-Salze
Bänderschwäche		Nr. 1 D12, Nr. 11 D12
Bandscheiben-beschwerden/ -schaden	akut und chronisch	Nr. 7 D6, Nr. 5 D6 oder D12
	äußerlich	Salbe Nr. 5 und 7 mischen lassen
	zur Stabilisierung der Bänder und Sehnen	Nr. 1 D12, Nr. 11 D12
Basedow-Krankheit	als begleitende Therapie	Nr. 2 D6
	Hals wie abgeschnürt	Nr. 7 D6
Bauch-schmerzen	mit Krämpfen	Nr. 7 D6
	phosphat- oder siliceabetonter Nerventyp	Nr. 9 D6
	Powertyp	Nr. 10 D6
Bauchspeichel-drüsenerkran-kungen	Hauptmittel bei Enzymschwäche und bei Diabetes	Nr. 8 D6
	schlechte Fettverdauung, Fehlernährung	Nr. 10 D6
	bei Entzündungen je nach Stadium, erkennbar am Zungenbelag	Nr. 3 D12, Nr. 4 D6, Nr. 6 D6
Bettnässen	bei nervöser Schwäche oder Lähmung der Blasen-muskulatur, auch bei Kindern	Nr. 5 D12, Nr. 3 D12, Nr. 7 D12
	bei älteren Menschen	Nr. 2 D6, Nr. 1 D12
	Bindegewebeschwäche	Nr. 1 D12, Nr. 11 D12
	Bindehautentzündung	s. Augenerkrankungen
Bindehautent-zündung	akut	Nr. 3 D12
	verschleppt bzw. ab dem 2. Tag	Nr. 4 D6
	chronisch	Nr. 6 D6
	Tränenfluss	Nr. 8 D6
	brennend, Brennen der Lidränder	Nr. 10 D6, Nr. 9 D6
	im Freien auftretend	Nr. 11 D12
	trockene Augen mit Sandgefühl	Nr. 8 D6, Salbe Nr. 8
	grüner Star	Nr. 8 D6
	grauer Star	Nr. 1 D6, Nr. 11 D12
Blähungen		Nr. 10 D6
	bei Blähungskoliken	Nr. 7 D6 als „Heiße 7"
	Blähungen im rechten Oberbauch	Nr. 10 D6
	Blähungen riechen nach faulen Eiern	Nr. 10 D6
	nach zu hastigem Essen	Nr. 8 D6 und Nr. 4 D6
Bläschen an Lippen und Mund		s. Herpes
Blasenkatarrh (Zystitis)	1. Entzündungsstadium, mit Schmerzen, Fieber und Harndrang	Nr. 3 D12
	2. Entzündungsstadium, meist chronisch; der Harn enthält dicken, hellen Schleim, ist dunkel gefärbt, trübe	Nr. 4 D6, Nr. 11 D12
	bei Harnverhaltung	Nr. 10 D6
	Krampf der Blasenmuskulatur	Nr. 7 D6
	Brennen beim Wasserlassen	Nr. 3 D12, Nr. 8 D6
	Blasen- und Harngrieß, Urin trübe, rotbraun, mit oder ohne Blasenentzündung	Nr. 9 D6

Krankheitsbild		Schüßler-Salze
Blasen- schwäche	Zur Kräftigung der Bänder und Muskeln	Nr. 1 D12, Nr. 11 D12 (s. auch Kur Seite 44)
	durch Fehlernährung beim Powertyp	Nr. 10 D6
	durch Fehlernährung beim Nerventyp	Nr. 9 D6
	nervös bedingt	Nr. 5 D6
Blasensteine		Nr. 9 D6, Nr. 11 D12
	bei Steinkoliken	Nr. 7 D6 als „Heiße 7"
Blinddarmreizung		Nr. 3 D12, Nr. 4 D6
Blutarmut		s. Eisenmangelanämie
Blutdruck	erhöhter (Hypertonie), mit vorhandener Gefäß- verkalkung (Arteriosklerose)	Nr. 1 D12, Nr. 10 D6
	Blutdruckkrise (Erhöhung)	„Heiße 8": 10 Tabletten Nr. 8 D6 in heißem Wasser auflösen
	zur Unterstützung des Herzens	Nr. 5 D12
	wechseljahresbedingt erhöht	Nr. 8 D6 oder Nr. 10 D6
	zu niedriger (Hypotonie)	Nr. 3 D12
Bluterguss	im Anfangsstadium	Nr. 3 D12
	nach einigen Tagen, wenn erforderlich	Nr. 4 D6
	äußerlich	Salbe Nr. 3
Brechdurchfall		Nr. 3 D12, Nr. 10 D6
Bronchitis	wichtigstes Entzündungsmittel	Nr. 3 D12
	nach obigem Mittel, wenn Schweiß auftritt, bei schwer abzuhustendem Schleim	Nr. 4 D6
	gelber bis bräunlicher Schleim	Nr. 6 D6
	bei heftigem, krampfartigem Husten	Nr. 7 D6
	stinkendes, eitriges Sekret	Nr. 11 D12
	trockener Husten, Reizhusten, kein Zungenbelag	Nr. 7 D6, Nr. 8 D6
Bruch (Nabelbruch, Leistenbruch)	für die Elastizität des Gewebes	Nr. 1 D6, Nr. 11 D12
	für die Durchblutung	Nr. 3 D12
Brustdrüsenent- zündung stillen- der Mütter	bei ersten Anzeichen von Entzündung und Schwellung	Nr. 3 D12, Nr. 9 D6
	äußerlich	Salbe Nr. 9
	bei eintretender Eiterung	Nr. 11 D12
	zur Erweichung der harten Umgebung des Eiter- herdes	Nr. 1 D12
	äußerlich	Salbe Nr. 11
Cellulitis		Nr. 1 D12, Nr. 11 D12, Nr. 9 D6
	zur Ausleitung der Schadstoffe aus dem Binde- gewebe	Nr. 10 D6
Darmkrämpfe		Nr. 7 D6
Depression	Gedächtnisschwäche, Zaghaftigkeit, Niedergeschla- genheit, Ängstlichkeit, Weinerlichkeit, allgemeine seelische Erschöpfung	Nr. 5 D6
	bei sonst willensstarken Menschen – Powertypen	Nr. 6 D6, Nr. 10 D6

Krankheitsbild		Schüßler-Salze
Diabetes mellitus (unterstützende Behandlung)	▪ Altersdiabetes	Nr. 8 D6, Nr. 10 D6
	▪ magere Menschen	Nr. 9 D6, Nr. 2 D3/D6
Durchblutungsstörungen	▪ mit pelzigem Gefühl	Nr. 2 D6
	▪ bei zu niedrigem Blutdruck	Nr. 3 D3
Durchfall	▪ bei hellen, schleimig-blutigen, auch lehmigen Stühlen	Nr. 3 D12, Nr. 4 D6
	▪ bei erfolglosem Stuhldrang mit Kolikschmerzen, Brennen im Darm, faulig riechendem Durchfall	Nr. 5 D6
	▪ bei Wasserstühlen und kolikartigen Leibschmerzen, die durch Wärme und Zusammenkrümmen gebessert werden	Nr. 7 D6
	▪ bei wundmachendem, wässrig-schleimigem, unhaltbarem Durchfall, evtl. mit Verstopfung wechselnd	Nr. 8 D6
	▪ bei sauer riechenden Stühlen, besonders der Kleinkinder mit gelbem Zungenbelag	Nr. 9 D6
	▪ bei chronischem, grünlich-wässrigem Durchfall, der morgens aus dem Bett treibt und sich bei feuchtem Wetter verschlimmert	Nr. 10 D6
	▪ bei Schwäche des Darms, psychischer Erregung, Nervosität oder Aufregung bei einer Reise	Nr. 5 D6
	▪ dünner, dunkler, stinkender Stuhl	Nr. 6 D6
	▪ chronisch, stinkend, wässrig	Nr. 2 D6
	▪ bei eitrigen Formen	Nr. 11 D12
Eierstockentzündung		zunächst Nr. 3 D12, dann Nr. 4 D6
	▪ bei Schmerzen	Nr. 7 D6
Eisenmangelanämie	▪ Hauptmittel	Nr. 3 D12
	▪ in chronischen Fällen	Nr. 3 D3 und Nr. 3 D6 morgens je 2 Tabletten, Nr. 3 D12 mittags 2 Tabletten
Eiterungen	▪ Eiterungen aller Art, akut alle 5 Minuten, chronisch stündlich	Nr. 11 D12
	▪ nach Durchbruch	Nr. 11 D12
	▪ bei harten, schwieligen Rändern, gelbem Eiter	Nr. 1 D6
	▪ Eiterungen, die bereits abfließen; akut	Nr. 12 D12, Nr. 12 D6
	▪ Eiterpusteln	Nr. 6 D6
	▪ bei allen Eiterungen je nach Konstitution zusätzlich	Nr. 9 D6
Ekzeme, Hautjucken	▪ bei trockenen Hautausschlägen	Nr. 2 D6, Nr. 8 D6
	▪ äußerlich	Salbe Nr. 8, Salbe Nr. 3
	▪ bei nässenden Hautausschlägen an Händen und Füßen	Nr. 4 D6 und Salbe Nr. 11
	▪ Risse, Schrunden, Borkenbildung, trockene Haut	Nr. 1 D12, Salbe Nr. 1
	▪ gegen begleitenden Juckreiz	Nr. 7 D6

Krankheitsbild		Schüßler-Salze
Energiemangel, Antriebslosigkeit		**Nr. 3** D12 morgens 2 Tabletten, **Nr. 5** D6 mittags 2 Tabletten, **Nr. 7** D6 abends 2 Tabletten
Entgiftung, Entsäuerung, Entschlackung		*s. Kur Seite 88*
Entzündung	1. Entzündungsstadium	**Nr. 3** D12
	2. Entzündungsstadium	**Nr. 4** D6
	3. Entzündungsstadium	**Nr. 6** D6
	In Verbindung mit Fieber unter 39 °C	**Nr. 3** D12
	in Verbindung mit Fieber über 39 °C	**Nr. 5** D6
Epilepsie	zur unterstützenden Behandlung	**Nr. 4** D6
	bei starker Krampfneigung	**Nr. 7** D6
	bei drohendem Anfall	**Nr. 3** D6
	bei großer Hinfälligkeit als unterstützendes Mittel	**Nr. 2** D6
Erbrechen	bei saurem Erbrechen von Speisen, auch in der Schwangerschaft	**Nr. 3** D12, **Nr. 9** D6
	bei galligem Erbrechen	**Nr. 10** D6
	bei wässrig-schleimigem Erbrechen	**Nr. 8** D6
	bei saurem Erbrechen von Flüssigkeit	**Nr. 9** D6
	bei krampfartigem Erbrechen, auch bei Seekrankheit und in der Schwangerschaft	**Nr. 7** D12
	bei Erbrechen nach kalten Getränken und Eis (Kinder), wichtiges Mittel bei Schwangerschaftserbrechen	**Nr. 2** D6
	bei Migräne	**Nr. 9** D6, **Nr. 10** D6
Erschöpfungszustände, Burnout		**Nr. 5** D6 (*s. auch Burnout-Kur Seite 65*)
	bei innerer Unruhe, Abgespanntheit, Depressionen	**Nr. 7** D6, **Nr. 3** D12, **Nr. 2** D6, **Nr. 21** D6
Fersensporn (Langzeitbehandlung)		**Nr. 1** D12 morgens 2 Tabletten, **Nr.11** D12 morgens 2 Tabletten, **Nr. 2** D6 abends 2 Tabletten
Fieber	akutes Fieber unter 39 °C	**Nr. 3** D12
	akutes Fieber über 39 °C	**Nr. 5** D6
	mit grauweißem, trockenem oder schleimigem Belag der Zunge	**Nr. 4** D6
	Fieber beim Zahnen	**Nr. 3** D12, **Nr. 11** D12
Fingergelenke	aufgetrieben, mit Schmerzen	**Nr. 8** D6
	bei Nerventypen	**Nr. 9** D6
	juckende	**Nr. 11** D12
Fingernägel, brüchige		**Nr. 11** D12
Fisteln, eiternde		Salbe **Nr. 1**
Fließschnupfen	läuft wie Wasser, klare Flüssigkeit	**Nr. 8** D6
	mit heißer Stirn und Fieber, vor dem Ausbruch des Fließschnupfens	**Nr. 3** D12
	zum Abschwellen der Nasenschleimhaut	**Nr. 10** D6

139

Krankheitsbild		Schüßler-Salze
Fließschnupfen (Fortsetzung)	▪ gelb-schleimige Absonderung	Nr. 6 D6
	▪ Nasenausgangsekzem	Nr. 11 D12
Frostbeulen		Nr. 5 D6, Nr. 10 D6
	▪ zur Vorbeugung gegen eine Eiterung	Nr. 11 D12
	▪ äußerlich, zu Verbänden dick auftragen	Salbe Nr. 10
Furunkel	▪ beschleunigt die Eiterung, die Öffnung der Furunkel und die Neubildung des Gewebes	Nr. 11 D6, Salbe Nr. 11
	▪ bei langwieriger Heilung, auch nach Eröffnung des Eiterherdes	Nr. 2 D6
	▪ wenn der Entzündungsherd sich nicht erweicht, bei harten Wundrändern	Nr. 1 D12
	▪ bei übel riechendem Eiter und bei Bildung mehrerer Furunkel (Karbunkel)	Nr. 5 D6
	▪ äußerlich im Stadium der Eiterbildung	Salbe Nr. 9, Salbe Nr. 11
Füße	▪ eiskalt am Tag, Brennen in der Nacht	Nr. 8 D6, Nr. 11 D12
	▪ morgens geschwollen	Nr. 10 D6
	▪ Zucken während des Schlafes	Nr. 5 D6, Nr. 7 D6
	▪ Fußschweiß	Nr. 11 D6/D12
	▪ Platt-, Senk-, Spreizfüße	Nr. 1 D12
	▪ Schwielen, entzündliche	Salbe Nr. 11
Gallenblasen-entzündung	▪ akut entzündlich	Nr. 10 D6, Nr. 3 D12
	▪ bei ansteigendem Fieber	Nr. 5 D6
	▪ Stadium zwischen akut und chronisch	Nr. 4 D6, Nr. 10 D6
	▪ chronisches Stadium	Nr. 5 D6, Nr. 10 D6
Gallensteine	▪ krampfartige Schmerzen im rechten Oberbauch	Nr. 7 D3
	▪ im anfallsfreien Intervall (monatelang)	Nr. 6 D6, Nr. 10 D6
Gallenwegsentzündung		Nr. 3 D12, Nr. 10 D6
Gedächtnis-schwäche		Nr. 5 D6
	▪ als Folge von Arterienverkalkung	zusätzlich Nr. 1 D12, Nr. 11 D12 morgens je 2 Tabletten
Gehirn-erschütterung	▪ zur unterstützenden Behandlung bzw. zur Nachbe-handlung bei Fieber, besonders bei Empfindungs-losigkeit	Nr. 3 D12, Nr. 5 D6
	▪ bei zurückbleibender intellektueller Minderleistung	Nr. 10 D6
	▪ bei zurückbleibenden Sehstörungen	Nr. 7 D6, Nr. 2 D6
Gelbsucht		Nr. 10 D6
Gelenk-entzündung	▪ zur Unterstützung der ärztlichen Behandlung	Nr. 3 D12 und Salbe Nr. 3 bei akuter Ent-zündung, sonst Nr. 4 D6 und Salbe Nr. 4
	▪ zum Aufbau und Regeneration des Knorpels	Nr. 8 D6, Nr. 11 D6 und Nr. 2 D6
	▪ knackende Gelenke	Nr. 8 D6
	▪ bei erhöhten Harnsäurewerten, Gicht	Nr. 9 D6
Gelenkrheuma	▪ akute Entzündungen	Nr. 3 D12

140

Krankheitsbild		Schüßler-Salze
Gelenkrheuma (Fortsetzung)	anfänglich, besonders bei Fieber	Nr. 3 D6
	subakut, mit entzündlicher Schwellung	Nr. 4 D6
	chronisch	Nr. 2 D6, Nr. 8 D6, Nr. 11 D12
	zur Nachbehandlung	Nr. 2 D6
	als Zwischenmittel, wenn die Schmerzen besonders heftig werden	Nr. 7 D6
	bei wandernden Schmerzen, Verschlimmerung nachts	Nr. 6 D6
	bei Gelenkwassersucht	Nr. 2 D6, Nr. 10 D6
	bei Beherdung	Nr. 6 D6 und das eigene Typenmittel
	zur Anregung der Ausscheidung	Nr. 10 D6
	in Verbindung mit erhöhten Harnsäurewerten, Gicht	zusätzlich Nr. 9 D6
Gerstenkorn		Nr. 3 D12 morgens und mittags 2 Tabletten, Nr. 9 D6 morgens 2 Tabletten, Nr. 11 D12 abends 2 Tabletten
Gesichtsneuralgie (Trigeminusneuralgie)		Nr. 7 D6, Nr. 5 D6
Gesichtszucken (Tic)		Nr. 9 D6
Gicht	während des Gichtanfalls mit Fieber	Nr. 3 D12, Nr. 9 D6 als „Heiße 3/9": je 5 Tabletten in heißem Wasser auflösen
	bei Gichtanfällen ohne Fieber	Nr. 9 D6, Nr. 11 D12 als „Heiße 9/11": je 5 Tabletten in heißem Wasser auflösen
	bei chronischen Fällen, auch bei Wetterfühligkeit	Nr. 4 D6, Nr. 9 D6
	bei Gichtknoten	Nr. 9 D12, Nr. 1 D12
Glieder-schmerzen	schlimmer nachts, in Ruhe, oft mit Kribbeln	Nr. 2 D6
	am Anfang der Bewegung	Nr. 5 D6, Nr. 8 D6
	verschlimmert durch Bewegung, infektbedingt	Nr. 3 D12
	gebessert durch Bewegung	Nr. 5 D6
	mit Steifheit	Nr. 1 D12
Globusgefühl im Hals		Nr. 7 D6
grippaler Infekt	im ersten Stadium, auch mit Fieber bis 39 °C	Nr. 3 D12
	für die weitere Behandlung	Nr. 4 D6
	wenn der Infekt mit Fieber über 39 °C einhergeht	Nr. 5 D6
Gürtelrose, Herpes zoster	anfangs	Nr. 7 D6, Nr. 8 D6
	danach	Nr. 5 D12
Haarausfall		Nr. 1 D12, Nr. 11 D12
	bei kreisrundem Haarausfall	Nr. 5 D12, Nr. 3 D12
	mit Jucken und Überempfindlichkeit der Kopfhaut	Nr. 11 D12, Nr. 6 D6
	nach geistigen Anstrengungen	Nr. 5 D6, Nr. 11 D12
Hämorrhoiden		Nr. 1 D12, Nr. 6 D6, dazu Salbe Nr. 1
	bei entzündeten Knoten	Nr. 3 D12, dazu Salbe Nr. 3
	bei schmerzenden, nicht entzündlichen Knoten, bei Afterschließmuskelkrampf	Nr. 7 D6
	bei starkem Brennen und Jucken	Nr. 5 D6

Krankheitsbild		Schüßler-Salze
Hämorrhoiden (Fortsetzung)	▪ bei nachlassenden Beschwerden	Nr. 4 D6
	▪ Hauptmittel im Intervall	Nr. 1 D12
	▪ brennende Schmerzen	Nr. 9 D6
	▪ blutende Hämorrhoiden mit hellem Blut	Nr. 3 D12, Nr. 1 D12
Halsentzündung	▪ bei den ersten Anzeichen	Nr. 3 D12
	▪ bei stärkerer Beteiligung der Rachenmandeln	Nr. 5 D6
	▪ bei chronischen Zuständen	Nr. 5 D6, Nr. 2 D6
Haltungsschäden		Nr. 1 D12, Nr. 2 D6, Nr. 11 D12
Harnabgang, unfreiwilliger		Nr. 8 D6, Nr. 7 D6
Harnverhaltung	▪ Hauptmittel	Nr. 10 D6
	▪ bei nervlicher Ursache	Nr. 5 D6
	▪ bei entzündlicher Ursache	Nr. 3 D12
	▪ bei Krämpfen des Blasenschließmuskels	Nr. 7 D6
Haut	▪ dünn, faltig	Nr. 11 Salbe
	▪ dazu schlaff, welk	Salbe Nr. 11 gemischt mit Salbe Nr. 1
	▪ hart, rissig, platzt auf	Salbe Nr. 1
	▪ rissig, empfindlich, trocken	Salbe Nr. 8
	▪ empfindlich, rau	Nr. 11 D12
	▪ fettig, unrein, große Poren	Nr. 9 D6, äußerlich Salbe Nr. 9
	▪ übermäßige Hornhaut und Schwielen an Händen und Füßen	Nr. 1 D12 morgens 2 Tabletten, dazu Salbe Nr. 1
	▪ trockene Haut, überwiegend Gefühlstyp	Nr. 8 D6, auch als Salbe
	▪ trockene Haut, überwiegend Powertyp	Nr. 6 D6
	▪ bei trockener und faltiger Haut	Nr. 11 D12, auch als Salbe
	▪ Pigmentflecken	Nr. 6 D6, zusätzlich Salbe Nr.6
Hautausschläge		s. Ekzeme
Hautjucken	▪ ohne definierte zugrunde liegende Erkrankung (Gelbsucht, Diabetes mellitus)	Nr. 7 D6, Nr. 6 D6, äußerlich Salbe Nr. 7
	▪ bei Altersjucken	Nr. 6 D6
	▪ bei trockener, rauer Haut	Nr. 1 D12, auch als Salbe
Hautschuppen und -krusten	▪ weiß, weißgrau, kleieartige Schuppen	Nr. 4 D6
	▪ weißgelbe Krusten	Nr. 2 D6
	▪ gelbliche Schuppen	Nr. 10 D6
	▪ viele Oberhautschuppen, klebriger Grund	Nr. 6 D6
	▪ honiggelbe Krusten	Nr. 9 D6
	▪ gelbe Eiterkrusten	Nr. 11 D12
	▪ schmierige Schuppen oder Krusten	Nr. 5 D6
Hautschrunden		Salbe Nr. 1
Heiserkeit	▪ durch Erkältung	Nr. 3 D12, Nr. 4 D6
	▪ als Begleiterscheinung eines Kehlkopfkatarrhs	Nr. 4 D6, Nr. 6 D6
	▪ bei Überanstrengung der Stimme (Redner, Sänger u. a.) und bei Halsschmerzen	Nr. 3 D12

Krankheitsbild		Schüßler-Salze
Heiserkeit (Fortsetzung)	▪ bei nervöser Erschöpfung	Nr. 5 D6
Herpes, Lippenbläschen		Salbe **Nr. 8**, **Nr. 8 D6**, **Nr. 11 D12**; *s. auch unter Gürtelrose*
Herzbeschwerden, nervöse		Nr. 5 D6
	▪ zur Beruhigung bei stärkeren Beschwerden	Nr. 7 D6
Herzerkrankung	▪ Hauptmittel bei Herzerkrankungen, bei Herzbeschwerden auf nervöser Grundlage; auch begleitend zu Herzmedikamenten	Nr. 5 D3/D6
	▪ bei allgemeiner Schwäche, schwachem, langsamem Puls oder plötzlichen Pulserhöhungen	Nr. 2 D6
	▪ verschlimmert bei körperlicher Anstrengung	**Nr. 4 D6**, **Nr. 3 D12**
	▪ verschlimmert in geschlossenen Räumen (Sauerstoffmangel)	**Nr. 6 D6**, **Nr. 3 D12**
	▪ bei Blutandrang zum Kopf	**Nr. 7 D6**, **Nr. 3 D12**
	▪ schneller, jagender Puls, Herzklopfen	Nr. 5 D12
Herzrhythmusstörungen		Nr. 7 D6
Bei allen Herzbeschwerden: Bitte in Verbindung mit den vom Arzt verordneten Medikamenten!		
Heuschupfen, Pollenallergien	▪ Hauptmittel	**Nr. 8 D6** (*s. auch Heuschnupfen-Kur Seite 59*)
	▪ als Zwischenmittel bei anfallsweisem Niesen und bei asthmatischen Zuständen	Nr. 7 D6
	▪ zur Unterstützung des Lymphabflusses	zusätzlich **Nr. 12 D6**
	▪ zur Unterstützung des Organismus bei extremen Anforderungen an das Immunsystem (z. B. Stress, ständigem Kontakt mit kranken Menschen)	Nr. 3 D12
	▪ Unterstützung der Drüsentätigkeit, Entlastung der Bronchien	Nr. 4 D6
	▪ Versorgung der Zellen mit Sauerstoff und Abbau der Ablagerungen aus den Zellen	Nr. 6 D6
	▪ Entgiftung, Entlastung der rinnenden Nase und Augen	Nr. 8 D6
	▪ Hilfe beim Ausscheiden der Schlacken und Reduktion der Augenschwellung	Nr. 10 D6
	▪ Reduktion der Allergiebereitschaft des Körpers	Nr. 24 D6
Hexenschuss	▪ als Mittel der Wahl beim ersten Auftreten	**Nr. 7 D6**, **Nr. 5 D6**
	▪ bei plötzlich auftretenden starken Schmerzen	**Nr. 3 D6**; **Nr. 5 D6** und **Nr. 7 D6** als „Heiße 5/7": je 5 Tabletten in heißem Wasser auflösen
	▪ bei älteren Menschen	Nr. 2 D6
Hitzewallungen	▪ plötzliches Hitzegefühl mit hochroten Wangen	Nr. 7 D12
	▪ mit Schweißausbrüchen, schwallartig wie Wasser	**Nr. 8 D6** – auch als „Heiße 8": 10 Tabletten **Nr. 8 D6** in heißem Wasser auflösen
	▪ Schweiß riecht stark sauer	Nr. 11 D12

143

Krankheitsbild		Schüßler-Salze
Hörstörungen		**Nr. 1** D12 morgens 2 Tabletten, **Nr. 3** D12 morgens 2 Tabletten, **Nr. 4** D6 mittags 2 Tabletten, **Nr. 11** D12 abends 2 Tabletten
Hühneraugen		**Nr. 1** D12, **Nr. 11** D12
	▪ äußerlich	Salbe **Nr. 4**
Husten	▪ im Anfangsstadium, auch trockener, schmerzhafter Husten ohne Auswurf	**Nr. 3** D12
	▪ bei nächtlichem Krampfhusten ohne Auswurf	**Nr. 7** D6
	▪ bei schwer löslichem, Faden ziehendem Auswurf mit Engegefühl im Herz- und Lungenbereich	**Nr. 4** D6
	▪ heller, glasiger Auswurf, mit Wundheitsgefühl, großblasige Rasselgeräusche	**Nr. 2** D6
	▪ bei zähem, grünlichem Auswurf	**Nr. 10** D6
	▪ zur Lösung eitrigen Auswurfs	**Nr. 6** D6
	▪ trockener Husten nachts, morgendliche Atemnot	**Nr. 10** D6
	▪ trockener Kitzelhusten	**Nr. 8** D6
	▪ Hüsteln	**Nr. 11** D12
	▪ Rasselgeräusche, Besserung an frischer Luft	**Nr. 6** D6
Hyperaktivität bei Kindern		**Nr. 3** D12, **Nr. 7** D12
Immunsystem, Stärkung		*s. Kur Seite 51*
Infekte	▪ akut	**Nr. 3** D12
	▪ Fieber über 39 °C	**Nr. 5** D6
	▪ mit Fließschnupfen	**Nr. 8** D6
	▪ verschleppt	**Nr. 4** D6
	▪ chronisch	**Nr. 11** D12, unterstützt von **Nr. 6** D6
Infektanfälligkeit		*s. Kur Seite 51*
Insektenstiche		**Nr. 3** D12, bei allergischer Reaktion zusätzlich **Nr. 2** D6
Ischias-schmerzen		**Nr. 5** D6
	▪ bei krampfartigen Schmerzen, die sich bei Wärme bessern	**Nr. 7** D6 als „Heiße 7"
	▪ bei nächtlichen, kribbelnden Schmerzen, vorwiegend im Hüftknochenbereich	**Nr. 2** D6
	▪ im chronischen Fall	**Nr. 11** D12, **Nr. 1** D12
	▪ äußerlich	Salbe **Nr. 7**
Juckreiz	▪ Hauptmittel bei allen Formen, auch psychisch bedingten	**Nr. 7** D6
	▪ Hautjucken allgemein, tagsüber	**Nr. 11** D12
	▪ nachts	**Nr. 6** D6
	▪ als Folge nach innen geschlagener Krankheiten, mit schuppender Haut	**Nr. 6** D6
	▪ Altersjucken	**Nr. 6** D6 und als Salbe

Krankheitsbild		Schüßler-Salze
Juckreiz (Fortsetzung)	▪ dünne, trockene, rissige Haut, Verschlimmerung bei Wärme	**Nr. 7** D6, **Nr. 1** D12
	▪ Hautjucken mit saurem Schweiß und bei chronischen Nierenleiden	**Nr. 9** D6
	▪ bei Krampfadern, Ulcus cruris	**Nr. 8** D6, **Nr. 4** D6
	▪ mit Schmerzen	**Nr. 3** D6/D12
	▪ an Fußsohlen und Handflächen mit Kribbeln	**Nr. 5** D6, **Nr. 2** D6
	▪ an der Nasenspitze und in der Nase	**Nr. 11** D12, **Nr. 8** D6
	▪ im Gesicht	**Nr. 2** D6
	▪ an den Extremitäten mit Kribbeln, schlimmer nachts in Ruhe und Wärme	**Nr. 7** D6 und als Salbe
Kariesprophylaxe		**Nr. 1** D12 morgens 2 Tabletten, **Nr. 11** D12 morgens 2 Tabletten, **Nr. 2** D6 abends 2 Tabletten
Kehlkopf- entzündung		**Nr. 4** D3 morgens 2 Tabletten, **Nr. 4** D6 mittags 2 Tabletten
	▪ mit Heiserkeit	**Nr. 3** D12, **Nr. 2** D6
Keuchhusten	▪ zur Unterstützung der üblichen Behandlung bzw. bei Auftreten der ersten Symptome, auch schon bei Verdacht	**Nr. 3** D12, **Nr. 7** D6
	▪ bei dickem, weißem Auswurf	**Nr. 4** D6
	▪ bei eiweißartigem Auswurf, besonders bei schwächlichen Kindern	**Nr. 2** D6
	▪ bei gelbem, schleimigem Auswurf	**Nr. 6** D6
	▪ allgemein bei großer Hinfälligkeit und nervösen Erscheinungen	**Nr. 5** D6
Knochenaufbau		**Nr. 1** D12 morgens 2 Tabletten, **Nr. 11** D12 morgens 2 Tabletten, **Nr. 2** D6 abends 2 Tabletten
Knochenbruch		**Nr. 1** D3 morgens 2 Tabletten, **Nr. 11** D12 morgens 2 Tabletten, **Nr. 2** D6 abends 2 Tabletten; in den ersten 2 Wochen nach dem Bruch zusätzlich morgens und mittags 2 Tabletten **Nr. 3** D12 zur Abschwellung
Knochenhaut- entzündung	▪ im Akutstadium (die ersten 3 Tage)	**Nr. 3** D12
	▪ später	**Nr. 4** D6
	▪ mit Eiter	**Nr. 11** D12
Knorpelaufbau		**Nr. 2** D6, **Nr. 11** D12
Koliken	▪ Hauptmittel	**Nr. 7** D6 als „Heiße 7"
	▪ Blähungskoliken	**Nr. 10** D6
	▪ mit saurem Aufstoßen	**Nr. 9** D6
	▪ bei kleinen Kindern mit Anziehen der Beine	**Nr. 7** D6
	▪ mit grasgrünen Stühlen	**Nr. 10** D6
	▪ mit übelriechenden Stühlen	**Nr. 6** D6
Konzentrationsstörungen		**Nr. 3** D12 morgens und mittags 2 Tabletten, **Nr. 7** D12 abends 2 Tabletten

Krankheitsbild		Schüßler-Salze
Kopfschmerzen	▪ Hauptmittel	Nr. 7 D6
	▪ bei drückenden Schmerzen mit Blutandrang zum Kopf, Schwindel, häufig mit Übelkeit, Erbrechen und Sehstörungen	Nr. 3 D12
	▪ nervös bedingt mit Reizbarkeit, Schlaflosigkeit nach geistiger Überanstrengung und Ärger, innere Unruhe	Nr. 5 D6
	▪ nach erschöpfenden Krankheiten und schlechtem Schlaf, von frühmorgens bis zum Abend, auch hormonell bedingt	Nr. 8 D6
	▪ bei überfallartigen, krampfhaft schießenden Schmerzen, besonders im Hinterkopf, mit Funken vor den Augen	Nr. 7 D6
	▪ besonders nach geistiger Überarbeitung, auch „Schulkopfschmerz" durch Überforderung	Nr. 7 D12, Nr. 3 D12
	▪ mit Schwindel nach Gehirnerschütterung	Nr. 10 D6
	▪ fastenbedingte, im Zuge von Verdauungsstörungen, Verschlimmerung durch Bewegung	Nr. 10 D6
	▪ nach übermäßigem Alkoholgenuss mit Übelkeit und saurem Aufstoßen	Nr. 9 D6
	▪ Wetterfühligkeits-Kopfschmerzen	Nr. 8 D6
Krampfadern		Nr. 1 D12, Nr. 11 D12
	▪ bei Krampfaderblutungen und Venenentzündungen	Nr. 3 D12
	▪ mit Schmerzen	Nr. 1 D12, zusätzlich Nr. 4 D6 und Nr. 3 D12
	▪ schießende	Nr. 7 D6
	▪ brennende	Nr. 9 D6, Nr. 3 D12
	▪ äußerlich	Salbe Nr. 1
Krämpfe	▪ bei allen krampfartigen Erscheinungen	Nr. 7 D6 als „Heiße 7"
	▪ bei nervösen zusätzlich	Nr. 5 D6
	▪ während des Zahnens, bei schwächlichen, blutarmen Menschen mit Kälte- und Taubheitsgefühl	Nr. 2 D12, Nr. 7 D6
	▪ Krämpfe mit saurem Aufstoßen	Nr. 7 D6, Nr. 9 D6
Kropf		Nr. 1 D12, Nr. 2 D6
	▪ bei hartem, knotigem Kropf	Nr. 1 D12 zusammen mit Salbe Nr. 1
Lähmung	▪ allgemein	Nr. 5 D6
	▪ krampfartige	Nr. 7 D6
	▪ als Zwischenmittel	Nr. 2 D6
	▪ Trigeminuslähmung	Nr. 5 D6
	▪ äußerlich	Salbe Nr. 5
	Lärmempfindlichkeit	Nr. 11 D12
Leber-erkrankungen	▪ Leberschutztherapie zur Verbesserung des Zellstoffwechsels, chronische Hepatitis, Stauungsleber (auch Herzbehandlung!)	Nr. 6 D6, Nr. 10 D6
	▪ Leberzirrhose, zur Unterstützung	zusätzlich Nr. 11 D12

Krankheitsbild		Schüßler-Salze
Leber-erkrankungen (Fortsetzung)	mit Verstopfung und Schmerzen nach dem Essen	Nr. 10 D6
	mit hellem Stuhl	Nr. 10 D6
	Fettleber	Nr. 10 D6, Nr. 9 D6 morgens 2 Tabletten, Nr. 6 D6 mittags und abends 2 Tabletten, Nr. 10 D6 mittags und abends 2 Tabletten
Lichtempfindlichkeit		Nr. 11 D12
Lippen	trocken, mit Spannungsgefühl	Salbe Nr. 8
	rissig, Borkenbildung	Salbe Nr. 1
	trocken, rissig	Nr. 11 D12, Nr. 1 D12
Lymphdrüsen-schwellung/ -entzündung	akut	Nr. 3 D12, Salbe Nr. 2, Nr. 4 D6
	chronisch	Nr. 12 D6, Nr. 11 D12
Lymphknoten	teigige Schwellung	Nr. 4 D6
	Verhärtung	Nr. 1 D12, Nr. 9 D6
Magenerweiterung (Senkung)		Nr. 1 D12, Nr. 5 D6, Nr. 11 D12
Magengeschwür, Darmgeschwür		Nr. 1 D12, Nr. 5 D6, Salbe Nr. 1
Magensäure	bei zu viel Säure und bei chronischer Übersäuerung	Nr. 9 D6, Nr. 4 D6
	bei Mangel	Nr. 8 D6
Magenschleim-hautentzündung (Gastritis)	im akuten Stadium mit Schmerzen nach dem Essen, besonders bei gleichzeitigem Fieber	Nr. 3 D12, Nr. 4 D6
	Wasser läuft im Mund zusammen, Erbrechen	Nr. 8 D6
	bei krampfartigen Schmerzen, die zum Zusammen-krümmen führen, bei Übelkeit, Erbrechen, auch Durchfall	Nr. 7 D6
	bei Übersäuerung, saurem Aufstoßen, Erbrechen und Sodbrennen, Widerwillen gegen Fett	Nr. 9 D6
	bei chronischem Magenkatarrh mit Schmerzen und Schweregefühl in der Lebergegend	Nr. 6 D6
	als Zwischenmittel, besonders wenn nach der kleinsten Menge Speise oder kalten Getränken Schmerzen auftreten, sowie bei Gasanhäufung im Magen	Nr. 2 D6
	Begleitgastritis bei Gallenleiden	Nr. 10 D6
	stressbedingt	Nr. 5 D6
Magen-schmerzen	allgemein	Nr. 3 D12, Nr. 7 D6
	mit Druck und Völlegefühl	Nr. 10 D6
	durch Säureüberschuss	Nr. 9 D6
	sofort nach dem Essen und nach kalten Getränken	Nr. 2 D6
Mandel-entzündung	Anfangsmittel	Nr. 3 D12 im Wechsel mit Nr. 4 D6
	chronisch	Nr. 11 D12, Nr. 6 D6
	Mandeln weißgrau belegt	Nr. 4 D6
	große, schmerzhafte Mandeln, geschwürig belegt	Nr. 5 D6
	bei Eiterung	Nr. 9 D6 im Wechsel mit Nr. 11 D12
	bei verhärteten Mandeln	Nr. 1 D12

Krankheitsbild		Schüßler-Salze
Mandel-entzündung (Fortsetzung)	▪ chronische Mandelschwellung	Nr. 2 D6
Masern	▪ im Anfangsstadium	Nr. 3 D12
	▪ später	Nr. 3 D12 im Wechsel mit Nr. 4 D6 und Nr. 7 D6
	▪ bei hohem Fieber	Nr. 5 D6
	▪ später	Nr. 8 D6
	▪ im Genesungsstadium zur Unterstützung der Abschuppung	Nr. 6 D6
Migräne		s. Kopfschmerzen
Milchfluss	▪ zur Anregung	Nr. 2 D6
	▪ Abstillen	Nr. 10 D6
Milchschorf		Nr. 9 D12 im Wechsel mit Nr. 6 D6
	▪ äußerlich	Salbe Nr. 9
Milchunverträglichkeit		Nr. 2 D6, Nr. 4 D6, Nr. 9 D6
Mitesser		s. Akne
Mittelohr-entzündung		Nr. 3 D12, Nr. 4 D6
	▪ eitrig	Nr. 6 D6
Morbus Ménière		Nr. 11 D12 und Nr. 10 D6, täglich wechseln mit Nr. 8 D6 und Nr. 11 D12
Müdigkeit		Nr. 3 D12
Mumps (Parotitis)		Nr. 4 D6
	▪ angeschwollene Hoden	Nr. 8 D6/D12 im Wechsel mit Nr. 3 D12
	▪ bei Speichelsteinbildung	Nr. 1 D12 im Wechsel mit Nr. 11 D6
Mundfäule		s. Aphthen
Mundgeruch		Nr. 5 D6 oder D12
Mundschleim-hautentzündung		Nr. 3 D12
	▪ bei schlechtem Mundgeruch	Nr. 5 D6
Muskelatrophie		Nr. 5 D6, Nr. 5-Salbe
Muskelkater		Nr. 9 D6 im Wechsel mit Nr. 3 D12 und Nr. 7 D6
Muskelkrampf		Nr. 7 D6
	▪ bei Krämpfen durch zu viel Magensäure	Nr. 9 D6
Muskelrheuma	▪ entzündlich	Nr. 3 D12
	▪ bei erhöhter Harnsäure	Nr. 9 D6
	▪ bei Schmerzen durch Bewegung	Nr. 3 D12, Nr. 4 D6
	▪ Schmerzen zu Beginn jeder Bewegung, „läuft sich ein"	Nr. 1 D12
	▪ Besserung bei mäßiger Bewegung	Nr. 5 D6
	▪ bei schießenden, bohrenden, umherwandernden Schmerzen	Nr. 7 D6 als „Heiße 7"

Krankheitsbild		Schüßler-Salze
Muskelrheuma (Fortsetzung)	▪ Verschlimmerung durch Kälte u. Nässe	Nr. 8 D6, Nr. 10 D6
	▪ Verschlimmerung in geschlossenen Räumen, nachts	Nr. 6 D6
	▪ bei Schmerzen, die mit Taubheits- und Kältegefühl oder „Ameisenlaufen" verbunden sind und nachts und in der Ruhe stärker werden	Nr. 2 D6
	▪ Fokalrheuma	Nr. 12 D6/D12
Muskel-schwäche		Nr. 5 D6, Nr. 2 D6
	▪ äußerlich	Salbe Nr. 5
Muskel-verhärtung		Nr. 1 D12
	▪ äußerlich	Salbe Nr. 10 oder Salbe Nr. 11
Muskelzucken		Nr. 11 D12
Muttermal		Nr. 6 D6 und als Salbe
Mykosen (Pilze)	▪ Darmpilze, Scheidenpilze	Nr. 4 D6
	▪ Hautpilze mit weißen Schuppen	Nr. 8 D6, auch als Salbe
	▪ Nagelpilze	Nr. 1 D12, auch als Salbe
Myome		Nr. 8 D6
	▪ bei Powertypen im Wechsel mit	Nr. 10 D6
Nackensteifheit		Nr. 7 D6
Nagel, eingewachsen		Nr. 1 D12, Nr. 11 D12
Nagel-erkrankungen	▪ Hauptmittel	Nr. 11 D12, Nr. 1 D12
	▪ bei Entzündungen	Nr. 3 D12
	▪ eitrig	Nr. 11 D12
	▪ brüchige Nägel	Nr. 11 D12, Nr. 1 D12
Nagelfalzeiterungen, -entzündungen		Salbe Nr. 11, Salbe Nr. 8, Salbe Nr. 1
Nagelgeschwür, Umlauf	▪ im Anfangsstadium der Entzündung	Nr. 3 D12
	▪ wenn sich Eiter bildet	Nr. 11 D12
	▪ zur Abheilung	Nr. 1 D12
	▪ äußerlich	Salbe Nr. 3 oder Salbe Nr. 11
Nasenbluten	▪ bei Kindern, schwächlichen und alten Menschen	Nr. 5 D6
	▪ bei dickem, dunklem, zähem Blut	Nr. 4 D6
	▪ bei nicht gerinnendem Blut	Nr. 8 D6
	▪ bei Regelstörungen	Nr. 10 D6
Nasenneben-höhlenentzün-dung (Sinusitis)		Nr. 6 D6 mit Nr. 12 D6
	▪ Nasennebenhöhlenentzündung (Sinusitis) mit Eiterbildung	Nr. 9 D6 mit Nr. 11 D12
Nasenpolypen	▪ chronischer Nasenkatarrh	Nr. 6 D6
	▪ blasse Kinder, Schleimhautpolypen	Nr. 2 D6
	▪ derb, harte Wucherungen	Nr. 1 D12
Nervenentzün-dung (Neuritis)	▪ Hauptmittel	Nr. 5 D6
	▪ schießende Schmerzen	Nr. 7 D6
	▪ Abschlussmittel	Nr. 2 D6, Nr. 11 D12

149

Krankheitsbild		Schüßler-Salze
Nervenschwäche	▪ Hauptmittel	**Nr. 5** D6
	▪ labile und sehr sensible Personen	**Nr. 5** D6
	▪ allgemeine nervöse Überreizung	**Nr. 3** D12, **Nr. 7** D12
Nervosität, nervöse Erschöpfung	▪ zur symptomatischen Behandlung	**Nr. 5** D12, **Nr. 7** D12
	▪ bei großem Schwächegefühl, bei Überempfindlichkeit und Angstzuständen	**Nr. 11** D12, **Nr. 2** D6
Nesselsucht, Nesselfieber		**Nr. 2** D6, **Nr. 8** D6
	▪ äußerlich	Salbe **Nr. 2**
Neuralgie	▪ Hauptmittel	**Nr. 5** D6, **Nr. 7** D6
	▪ äußerlich	Salbe **Nr. 10**, Salbe **Nr. 5**
	▪ Schmerzen bohrend	Salbe **Nr. 7**
	▪ Zwischenmittel in chronischen Fällen	**Nr. 11** D6
Neurodermitis (unterstützend zur Darmsanierung und Ernährungsumstellung!)	▪ bei Milcheiweißallergie	**Nr. 2** D6
	▪ zur Stützung des Drüsenapparats	**Nr. 4** D6
	▪ zur Entgiftung	**Nr. 6** D6
	▪ zur Entsäuerung	**Nr. 9** D6
	▪ Abbau der nervlichen Spannung	**Nr. 7** D12
	▪ Abbau der allergischen Reaktionen	**Nr. 8** D6
	▪ Schlackenausscheidung	**Nr. 10** D6
	▪ Abfluss der Lymphe	**Nr. 12** D6
Nierenerkrankung, Nierenbeckenentzündung	▪ Anfangsmittel	**Nr. 4** D6
	▪ bei Fieber sofort dazu	**Nr. 5** D6
	▪ bei Schmerzen	**Nr. 7** D6
	▪ als Zwischenmittel	**Nr. 7** D6
	▪ später bei Nachlassen der akuten Erscheinungen und bei Eiweiß im Harn	**Nr. 2** D6
	▪ bei Gesichtsödemen	**Nr. 8** D6, **Nr. 10** D6
	▪ bei unstillbarem Durst, häufigem Wasserlassen, Hitze und Spannungsgefühl in der Nierengegend	**Nr. 8** D6
	▪ Krampfkoliken bei Nierensteinen	**Nr. 7** D6
Nierensteine		**Nr. 9** D6, **Nr. 11** D12
Ödeme, Wasseransammlungen	▪ harmlose, z.B. nach Mückenstichen	**Nr. 8** D3 und Salbe **Nr. 8**
	▪ „dicke Beine", z.B. im Sommer, zur Anregung der Wasserausscheidung	**Nr. 10** D6
	▪ bei Lidödemen	**Nr. 10** D6
	▪ mit aufgedunsener Gesichtshaut	**Nr. 8** D6
	▪ bei Erkrankung der Leber	**Nr. 10** D6, **Nr. 8** D6
	▪ bei Erkrankungen des Herzens	**Nr. 4** D6, **Nr. 5** D6
	▪ bei Erkrankungen der Nieren	**Nr. 2** D6, **Nr. 4** D6
Ohrenerkrankungen	▪ bei allen Entzündungen des äußeren Ohres	**Nr. 3** D12
	▪ Gehörgangsfurunkel	**Nr. 9** D6, **Nr. 11** D12
	▪ nach Spontaneröffnung	**Nr. 12** D6

Krankheitsbild		Schüßler-Salze
Ohren-erkrankungen (Fortsetzung)	akute Mittelohrentzündung	Nr. 3 D12, bei plötzlichem Beginn als „Heiße 3"
	Hauptmittel bei Rötung und Vorwölbung des Trommelfells	Nr. 3 D12, Nr. 4 D6
	zur Nachbehandlung	Nr. 11 D6, Nr. 12 D6
	chronische Mittelohrentzündung	
	um den Ohrausfluss (eitrig-gelb oder dünn) in Gang zu bringen	Nr. 6 D6 im Wechsel mit Nr. 11 D12
	stinkende Absonderungen	Nr. 5 D6
	Altersschwerhörigkeit	Nr. 11 D12, Nr. 1 D12
Ohrensausen		Nr. 1 D12, Nr. 11 D12
	äußerlich	Salbe Nr. 1
Operationen	zur Vorbereitung (4 Tage vorher beginnen)	Nr. 3 D12, Nr. 5 D6
	Nachbereitung zur Entgiftung der Narkosemittel	Nr. 6 D6, Nr. 10 D6, Nr. 12 D6 je 2 Tabletten über den Tag verteilt
	Nachbehandlung von Operationsnarben	Nr. 6 D6
	wenn der Heilungsprozess an der Narbe noch nicht abgeschlossen ist	unterstützend Salbe Nr. 6, Salbe Nr. 1
	Erschöpfung, Mattigkeit nach dem Eingriff	Nr. 5 D6
	Schmerzen nach Operationen	Nr. 7 D6 als „Heiße 7"
	zusätzlich bei Operationen	
	am Knochen	Nr. 1 D12, Nr. 2 D6
	an Gelenken	Nr. 1 D12, Nr. 11 D12
	an Nerven	Nr. 5 D6
	an Schleimhäuten	Nr. 86 D6
	an Muskeln	Nr. 7 D6
Osteoporose		Nr. 1 D6, Nr. 2 D6, Nr. 11 D6, s. auch Kur Seite 43
Paradontose, Zahnfleischschwund		Nr. 1 D12, Nr. 5 D6
Prellungen, Quetschungen	Anfangsmittel	Nr. 3 D12
	äußerlich	Salbe Nr. 3
	bleibende Schwellung	Nr. 4 D6
	zur Nachbehandlung	Nr. 11 D12
Pilze		s. Mykosen
Prüfungsstress/ Vorbereitung		Nr. 3 D12, Nr. 7 D12
	am Prüfungstag	Nr. 3 D12 und Nr. 7 D12 als „Heiße 5/7": je 5 Tabletten in heißem Wasser auflösen
Rachitis		Nr. 1 D12, Nr. 2 D6
Räuspern, ständiges	bei zähem Schleim	Nr. 4 D6
	nervöses	Nr. 5 D6/D12
Regelschmerzen		Nr. 7 D6
	vorbeugend ab 1 Woche vor der Regel	Nr. 7 D6

Krankheitsbild		Schüßler-Salze
Reisekrankheit		**Nr. 3** D12, **Nr. 5** D12, **Nr. 7** D12; *s. auch unter Seekrankheit*
Rheumatismus		*s. Gelenkrheumatismus, Muskelrheuma-tismus*
Rückenschmer-zen, chronische	= zur Muskelentkrampfung	**Nr. 7** D6
	= zusätzlich zur Nervenstärkung	**Nr. 5** D6
Rückenschwäche		**Nr. 2** Salbe
Scheidenpilze		*s. Mykosen*
Schiefhals		Salbe **Nr. 2**
Schilddrüsenüber- und -unterfunktion		**Nr. 2** D6, **Nr. 4** D6, **Nr. 14** D6, **Nr. 15** D6
Schlaflosigkeit, Schlafstörungen	= nervös bedingte	**Nr. 5** D6
	= bei großer Erregbarkeit, Herzklopfen	**Nr. 7** D6 als „Heiße 7"
	= bei erhöhter Geräuschempfindlichkeit	**Nr. 5** D6
	= wenn reger Gedankenstrom am Einschlafen hindert	**Nr. 11** D12
	= bei Blutandrang im Kopf, bei Kopfschmerzen, auch in den Wechseljahren	**Nr. 3** D12
	= zur Rhythmusfindung (Tag-Nacht-Rhythmus)	**Nr. 7** D6
	= bei Sauerstoffmangel im Gewebe	**Nr. 6** D6
	= bei Voll- und Neumond	**Nr. 11** D12
	= bei Tagesmüdigkeit	**Nr. 8** D6
Schlaganfall	= zur Vorbeugung	**Nr. 3** D12, **Nr. 1** D12
	= nach eingetretenem Schlaganfall	**Nr. 3** D12
	= bei erhöhter Erregbarkeit	**Nr. 5** D6
	= zur Nachbehandlung	**Nr. 11** D6/D12, **Nr. 10** D6
Schleimbeutelentzündung (Bursitis)		**Nr. 8** D6, **Nr. 11** D12, **Nr. 4** D6
Schleimhaut, trockene	= Hauptmittel	**Nr. 8** D6, **Nr. 4** D6
	= in Mund und Hals	**Nr. 11** D12 im Wechsel mit **Nr. 4** D6 und **Nr. 8** D6
Schleimhautentzündung		**Nr. 4** D6
Schluckauf		**Nr. 7** D6 als „Heiße 7"
Schmerzen		*s. auch Kopfschmerzen*
	= Hauptmittel	**Nr. 7** D6
	= bei Gliederschmerzen durch Infekt	**Nr. 7** D6 als „Heiße 7"
Schnittwunden		**Nr. 3** D12
Schnupfen	= im ersten Erkältungsstadium	**Nr. 3** D12
	= bei wundmachendem Fließschnupfen	**Nr. 8** D6
	= mit zähem, fadenziehendem Schleim	**Nr. 4** D6
	= mit gelbem Schleim	**Nr. 6** D6
	= bei häufigem krampfhaftem Niesen	**Nr. 7** D6
	= bei verstopfter Nase	**Nr. 6** D6
	= zum Abschwellen der Nasenmuschel	**Nr. 4** D6, **Nr. 8** D6

Krankheitsbild		Schüßler-Salze
Schnupfen (Fortsetzung)	▪ bei chronischem Schnupfen, auch trockenem Stock-schnupfen mit wunder Nase	Nr. 11 D12
	▪ Stockschnupfen	Nr. 4 D6
	▪ Geschmacksverlust	Nr. 8 D6, Nr. 5 D6
Schrunden		Salbe Nr. 1
Schulter-Arm-Syndrom		Nr. 7 D6
Schuppung, übermäßige		Salbe Nr. 6
Schuppen-flechte, Psoriasis	▪ bei Anlage zu Gicht und Rheuma	Nr. 7 D6, Nr. 9 D6
	▪ zur Bildung neuer Oberhautzellen	Nr. 9 D6, Nr. 2 D6
	▪ als Zwischenmittel	Nr. 6 D6, Nr. 11 D12
Schwanger-schaft (Geburts-erleichterung)	▪ Kur bei Schwangerschaft und Stillzeit s. Seite 43	
	▪ 2–3 Wochen vor der Entbindung	Nr. 2 D6
	▪ wenige Tage vor dem Geburtstermin, auch noch bei Beginn der Wehen	Nr. 5 D6
	▪ Schwangerschaftserbrechen	Nr. 2 D6
	▪ Schwangerschaftsstreifen	Nr. 1 D12, Nr. 11 D12, auch als Salben-mischung
Schwerhörigkeit im Alter		Nr. 11 D12, Nr. 1 D12
Schwindel	▪ bei Blutandrang zum Gehirn	Nr. 3 D12
	▪ für alte Menschen mit Blutleere des Gehirns	Nr. 2 D6, Nr. 11 D6/D12
	▪ nervös bedingt	Nr. 5 D6
	▪ beim Aufstehen und Aufwärtssehen	Nr. 5 D6
Schwitzen	▪ lange bestehende Schweißarmut	Nr. 5 D6
	▪ zur Einleitung eines Schweißausbruchs (z. B. bei Schwitzkur gegen Erkältung)	Nr. 3 D6, Nr. 5 D6
	▪ zur Anregung bei fieberhaften Erkrankungen	Nr. 10 D6
	▪ Schweißabsonderungen	
	▪ sauer, scharf	Nr. 9 D6
	▪ faulig, stinkend	Nr. 5 D6
	▪ wässrig, ätzend, farblos	Nr. 8 D6
	▪ gelbgrün, die Wäsche färbend	Nr. 10 D6
	▪ klebrig	Nr. 6 D6
	▪ während des Essens am Kopf und im Gesicht	Nr. 5 D6, Nr. 8 D6
	▪ einige Zeit nach dem Essen	Nr. 10 D6
	▪ nachts, ohne Geruch	Nr. 2 D6
	▪ nachts, stinkend	Nr. 11 D12
	▪ bei geringster Anstrengung	Nr. 9 D6 im Wechsel mit Nr. 5 D6
	▪ mit Durst	Nr. 8 D6
	▪ ohne Durst	Nr. 10 D6
	▪ Angstschweiß	Nr. 5 D6, Nr. 7 D6
	▪ Kopfschweiß der Kinder	Nr. 2 D6
	▪ an den Händen und mit Kältegefühl	Nr. 11 D12

Krankheitsbild		Schüßler-Salze
Schwitzen (Fortsetzung)	▪ abnorm starke Schweißausbrüche bei nervöser Erregung	**Nr. 5** D6
	▪ in den Wechseljahren	*s. Hitzewallungen*
Seekrankheit		**Nr. 5** D6, **Nr. 8** D6 während der Reise halbstündlich je 1 Tablette
Sehnenschei-denentzündung	▪ im Anfangsstadium	**Nr. 3** D12
	▪ später	**Nr. 4** D6 und **Nr. 11** D12
Sehschwäche	▪ bei allgemeiner Nervenschwäche	**Nr. 5** D12
	▪ bei der geringsten Anstrengung	**Nr. 11** D12
	▪ wenn die Augen tränen und beim Lesen schmerzen	**Nr. 8** D6, **Nr. 11** D12
Sklerodermie		Salbe **Nr. 1**
Sodbrennen		**Nr. 9** D6
	▪ bei krampfartigen Erscheinungen	**Nr. 7** D6
Sommersprossen		**Nr. 6** D6, auch als Salbe
Soor		*s. Aphthen*
Speichelfluss, übermäßiger		**Nr. 8** D6
Stillprobleme	▪ zu geringe Milchbildung	**Nr. 2** D6
	▪ zu starke Milchbildung	**Nr. 10** D6
	▪ Milchstauungen mit bläulich-weißer Milch	**Nr. 8** D6
Thrombose	▪ unterstützend und zur Prophylaxe	**Nr. 4** D6, **Nr. 7** D6
Tränenfluss, vermehrter/ausbleibender		**Nr. 8** D6
Übelkeit	▪ am Morgen	**Nr. 8** D6
	▪ nach dem Essen	**Nr. 4** D6
Überbein	▪ Vorbeugung und Nachbehandlung	**Nr. 1** D12, **Nr. 11** D12
Unterschenkel-geschwüre		**Nr. 1** D12, **Nr. 10** D6
	▪ bei Eiterbildung	**Nr. 11** D12
	▪ Venenschwäche	**Nr. 1** D12 und **Nr. 6** D6 (*s. Kur Seite 38*)
Venen-entzündung (Thrombo-phlebitis)		*s. auch unter Krampfadern*
	▪ Hauptmittel	**Nr. 4** D6, **Nr. 7** D6
	▪ bei geröteter Umgebung	**Nr. 3** D12
	▪ zur Weiterbehandlung	**Nr. 1** D12, **Nr. 11** D6
Verbrennungen	▪ äußerlich als erste Maßnahme	Salbe **Nr. 3**
	▪ innerlich, bei Verbrennungen 1. Grades	**Nr. 3** D12
	▪ bei Blasenbildung	**Nr. 8** D6, **Nr. 3** D12
	▪ bei eitrigen Brandwunden	**Nr. 11** D12
Verdauungs-störungen	▪ mit Druckgefühl, Auftreibung des Leibes nach fettreicher Mahlzeit	**Nr. 9** D6
	▪ bei Säuglingen nach Milchgenuss	**Nr. 9** D6
	▪ Durchfall, Magenkatarrh, Verstopfung	**Nr. 8** D6
Vergesslichkeit		**Nr. 2** D6, **Nr. 5** D6, *s. auch unter Gedächtnisschwäche*
	▪ bei älteren Menschen	**Nr. 1** D6, **Nr. 11** D12

Krankheitsbild		Schüßler-Salze
Verletzungen	äußerlich	Salbe **Nr. 3**
	innerlich, bei allen frischen Verletzungen, bei Blutergüssen	**Nr. 3** D12
	bei Weichteilschwellungen	**Nr. 4** D6
	bei Knochenverletzungen	**Nr. 2** D6 , **Nr. 1** D12
Verstauchungen		*s. Verletzungen*
Verstopfung, Obstipation	Hauptmittel	**Nr. 10** D6
	bei weiß belegter Zunge, hellem Stuhl, Unverträg-lichkeit von Fett und Süßigkeiten	**Nr. 4** D6
	harter, bröckeliger Stuhl mit Schleimüberzug, Wechsel zw. Verstopfung und Durchfall	**Nr. 8** D6
	mit Blähungskoliken, hartem Stuhl, Schmerzen am After vor und nach dem Stuhlgang, Völlegefühl, Leberstörungen	**Nr. 10** D6
	mit Krämpfen	**Nr. 7** D6
	sehr träger Darm, Stuhl dunkelbraun bis gelblich grün, Schleimüberzug	**Nr. 5** D6
	vergeblicher Stuhldrang, Stuhl schlüpft zurück, Afterrisse	**Nr. 11** D12
	bei schlaffem Darm, Hämorrhoiden	**Nr. 1** D12
	bei Darmträgheit mit Hitze im Mastdarm, bei Kreuz-schmerzen und Blutandrang zum Kopf	**Nr. 3** D12
	stressbedingt	**Nr. 5** D12 morgens 2 Tabletten, **Nr. 10** D6 mittags und abends je 2 Tabletten
	bei alten Menschen mit allgemeiner Schwäche	**Nr. 2** D6
	bei starkem Völlegefühl	**Nr. 6** D6
	bei Störungen des Wasserhaushalts	**Nr. 8** D6
Vorhautverengung		Salbe **Nr. 1**, Salbe **Nr. 8**, Salbe **Nr. 11**
Wachstumsschmerzen		**Nr. 2** D6
Wasseransamm-lungen vor der Regel	Zunge rein mit Bläschen und Schleimstraßen	**Nr. 8** D6
	Zunge braun-grünlich und meist dick belegt	**Nr. 10** D6
Wadenkrämpfe		**Nr. 7** D6
Warzen	weiche	**Nr. 4** D6, **Nr. 8** D6, zusätzlich Salbe **Nr. 4**
	harte	**Nr. 1** D12
	äußerlich	Salbe **Nr. 4**
Wechseljahresbeschwerden		*s. Kur Seite 82 und unter Hitzewallungen*
Weißfluss		**Nr. 4** D6
Wetterfühligkeit, auch dadurch bedingte Kopfschmerzen		**Nr. 8** D6
Wunden		*s. Verbrennungen und Verletzungen*
Wundsein kleiner Kinder	innerlich	**Nr. 8** D6, **Nr. 9** D6
	äußerlich	Salbe **Nr. 8**, evtl. Salbe **Nr. 9** bei starken Rötungen
Zähne	Kariesvorbeugung und Stabilisierung des Zahn-schmelzes	**Nr. 1** D6

155

Krankheitsbild		Schüßler-Salze
Zahnen der Kinder	▪ zur Förderung des Zahndurchbruchs	Nr. 2 D12, Nr. 1 D12
	▪ bei fieberhaften Zahnungsbeschwerden	Nr. 3 D12
	▪ bei schmerzhafter Entzündung	Nr. 7 D6
Zahnfistel		Nr. 11 D12, Nr. 1 D12
Zahnfleisch, entzündetes		Nr. 5 D6, Nr. 3 D12, Nr. 7 D6
Zahnschmerzen	▪ wenn keine zahnärztliche Indikation vorliegt, z. B. nach Erkältung	Nr. 3 D12
Zungenentzündung, Glossitis	▪ dunkelrot, geschwollen	Nr. 3 D12
	▪ mit weißlich grauem Belag	Nr. 4 D6
Zysten	▪ Hauptmittel	Nr. 8 D6
	▪ der Nieren	Zusätzlich Nr. 9 D6
	▪ bei Powertypen	Zusätzlich Nr. 10 D6

Service

Bücher

Broy J. **Die Biochemie nach Dr. Schüßler**. Augsburg: Foitzick, 3. Aufl. 2009

Emmrich P. **Antlitzdiagnostik. Eine Einführung in die biochemische Heilweise nach Dr. Schüßler**. Neckarsulm: Jungjohann, 7. Aufl. 2007

Schüßler WH. **Eine abgekürzte Therapie – Anleitung zur biochemischen Behandlung der Krankheiten**. Nachdruck des Originals der 25. Aufl. 1898. Dormagen: Weg zur Gesundheit 2010

Wacker S. **Basisch essen leicht gemacht**. Stuttgart: TRIAS 2009

Wacker S. **Basenfasten für Eilige**. Stuttgart: TRIAS, 4. Aufl. 2012

Wacker S. **Basenfasten plus: Mit Schüßler-Salzen kombiniert**. Stuttgart: TRIAS, 3. Aufl. 2010

Wacker S. **Basenfasten – Das große Kochbuch**. Stuttgart: TRIAS, 2. Aufl. 2010

Wacker S. **Basenfasten! Die Wacker-Methode**. Stuttgart: TRIAS 2011

Wacker S. **Natürlich entgiften mit Schüßler-Salzen, Basenfasten und Co**. Stuttgart: TRIAS 2009

Im Internet

Homepage der Deutschen Homöopathie-Union mit Infos zu Schüßler-Salzen: www.dhu.de

Homepage der Autorin mit Infos zu Basenfasten: www.basenfasten.de

Bundesverband der Colon-Hydro-Therapeuten: www.bcht.de

Biochemischer Bund Deutschland: www.biochemie-online.de

Register